I. D. Cracknell / M. G. Mead

Kleine Chirurgie

Ian D. Cracknell
Michael G. Mead

Kleine Chirurgie

Aus dem Englischen von Rupert Reinhardt

Verlag Hans Huber
Bern · Göttingen · Toronto · Seattle

Ian D. Cracknell MB BS LCRP MRCS ist niedergelassener Allgemeinarzt in Hinckley und Chirurg im Krankenhaus des Fosse Health Trust, Großbritannien
Michael G. Mead ist niedergelassener Allgemeinarzt in Leicester, Großbritannien

Die Deutsche Bibliothek - CIP-Einheitsaufnahme

Cracknell, Ian D.:
Kleine Chirurgie / Ian D. Cracknell ; Michael G. Mead. Aus dem Engl. von Rupert Reinhardt. – Bern ; Göttingen ; Toronto ; Seattle : Huber, 1999
Einheitssacht.: Atlas of minor surgery <dt.>
ISBN 3-456-83131-5

Die Originalausgabe erschien 1997 unter dem Titel «Atlas of Minor Surgery» bei Churchill Livingstone, New York/Edinburgh/London/Madrid/Melbourne/San Francisco/Tokyo.

Satz und Druck: Kösel GmbH & Co., Kempten
Printed in Germany

Inhalt

Vorwort

Kleine Chirurgie ist bei vielen Ärzten ein Teil der täglichen Praxis. Ob es sich nun um die Injektion eines Gelenkes, die Eröffnung eines Abszesses oder die Entfernung eines Hautanhängsels handelt, Maßnahmen der kleinen Chirurgie gehören zu den häufigsten medizinischen Tätigkeiten. Sogar werdende chirurgische Spezialisten müssen mit der Entfernung von Talgzysten und Lipomen, der Injektion von Hämorrhoiden und der Punktion einer Brustzyste anfangen.

Dieses Buch umfaßt alle Maßnahmen der kleinen Chirurgie, deren Durchführung man in der Praxis erwarten darf, zusammen mit fortgeschritteneren (Vasektomie) für diejenigen niedergelassenen Ärzte, die ihre chirurgischen Fertigkeiten erweitern wollen. Es soll als ein praktisches Manual all jenen Ärzten, Erfahrenen und Anfängern, dienen, die ihren Patienten kleine Chirurgie anbieten wollen. Der logische und kostensparende Ort der kleinen Chirurgie ist die Praxis. Die Zukunft der Medizin liegt in der Erweiterung solcher lokal durchführbarer Dienste.

Danken möchten wir allen Kollegen, die bei der Vorbereitung dieses Buches geholfen haben. Ein besonderer Dank gebührt den beiden Chefphotografen Sasha Andrew und Adrian Jefferies und den folgenden Fachärzten, die sowohl Bilder als auch Ratschläge einbrachten: G. Fahy, Ophtalmologe, Leicester Royal Infirmary; H. Hederson, Plastischer Chirurg, Leicester Royal Infirmary; G. Murty, HNO-Arzt, Leicester Royal Infirmary; D. Rew und A. Scott, Chirurgen am Glenfield General Hospital. Wir bedanken uns auch bei Reed Healthcare Publishing für die Genehmigung, Abbildungen aus der 1991 erschienenen Serie über kleine Chirurgie in der Praxis zu übernehmen. Schließlich möchten wir dem European Resustication Council danken für die Erlaubnis, Material über kardiale Wiederbelebung zu reproduzieren.

Ian D. Cracknell
Michael G. Mead

1 Kleine Chirurgie in der Praxis

Vorgehensweisen

«Kleine Chirurgie» beinhaltet für verschiedene Ärzte verschiedene Vorgehensweisen. Zustände, für die die kleine Chirurgie geeignet ist, etwa ein eingewachsener Zehennagel (Abb. 1) oder ein pigmentierter Naevus (Abb. 2), begegnen dem praktizierenden Arzt alltäglich. Man sollte sich jedoch über die Diagnose im klaren sein, bevor man operiert – diese gewöhnlichen Erscheinungsbilder können gelegentlich mit ernsteren pathologischen Veränderungen verwechselt werden (Abb. 3). Der Schlüssel zum Erfolg liegt darin, nur solche Maßnahmen durchzuführen, mit denen man vertraut ist und in denen man gründliche Übung hat.

Man sollte mit folgenden Maßnahmen beginnen und versuchen, darin Meisterschaft zu erlangen, bevor man sich entschließt, schwierigere Chirurgie auszuüben:

- Injektionen: intraartikulär und periartikulär sowie Injektionen von Varizen und Hämorrhoiden

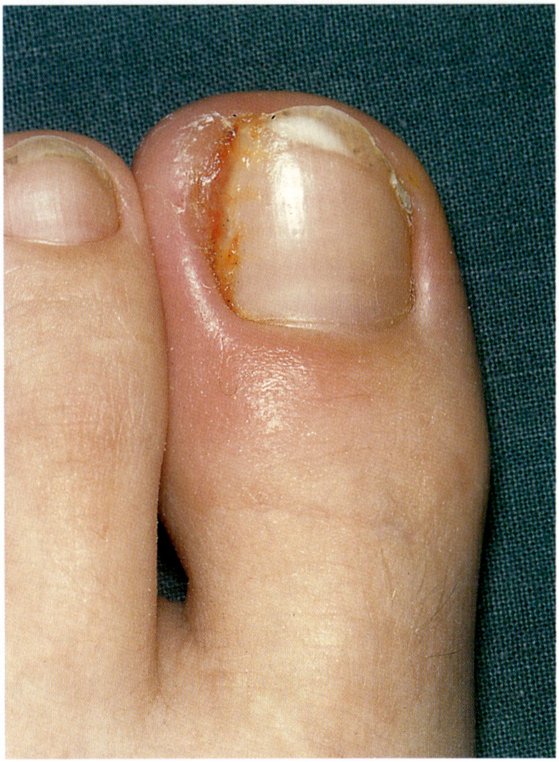

Abb. 1

Eingewachsener Zehennagel, eine der häufigsten Indikationen für die kleine Chirurgie.

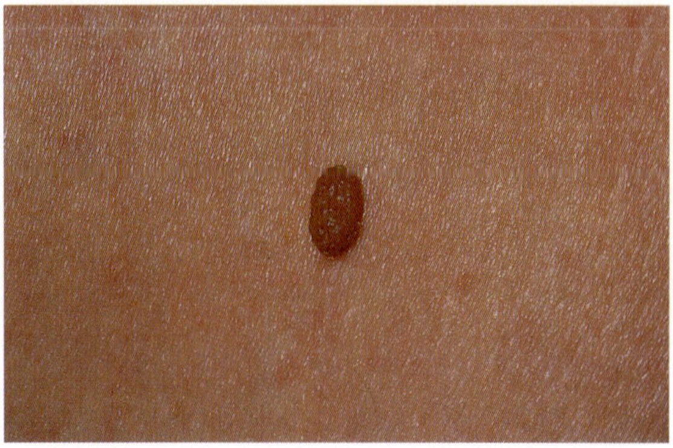

Abb. 2

Einfacher pigmentierter Nävus, ein ideales Objekt für die kleine Chirurgie.

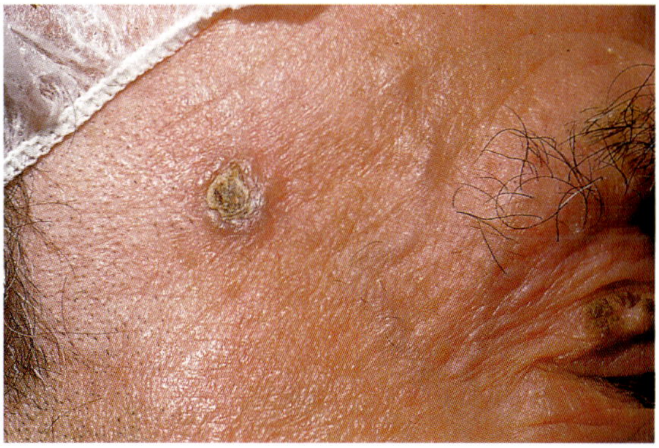

Abb. 3

Basaliom. Seien Sie sich der Diagnose sicher, bevor Sie kleine Chirurgie anwenden.

- Punktion: Gelenke, Zysten, Schleimbeutel und Hydrozelen
- Inzisionen: Abszesse, Zysten, thrombosierte Hämorrhoiden
- Exzisionen: Talgzysten, intradermale Naevi, Papillome, Dermatofibrome, Warzen, Probeexzisionen von Hautläsionen zur Histologie, Lipome, teilweise oder totale Zehennagelentfernung
- Kauterisation/Cürettage: Warzen, andere Hautveränderungen (einschließlich Kryochirurgie), nasale Blutstillung durch Ätzung
- Entfernung von Fremdkörpern.

Nach Ansicht der Autoren sollen Varizen nicht in der Praxis operiert werden, weshalb das Vorgehen in diesem Buch nicht beschrieben wird.

Übung

Übung ist unabdingbar, am besten durch Anschluß an eine örtliche chirurgische Klinik, um überwachte Erfahrung in der praktischen Handhabung zu erlangen. Kurse, die praktische Demonstration von Techniken der kleinen Chirurgie beinhalten, sind auch nützlich. Nach der Ausbildung besteht auch eine Verpflichtung, sein chirurgisches Geschick aufrecht zu erhalten beziehungsweise aufzufrischen. Bei einer Partnerschaft von Ärzten werden nicht alle kompliziertere Maßnahmen wie Vasektomie (Abb. 4) anstreben. Die beste Strategie ist, einen Arzt in der Gruppe zu haben, der in Maßnahmen geübt ist, die ein höheres Maß an chirurgischer Erfahrung verlangen, und einen Arzt in besonderen Techniken, wie der Sigmoidoskopie, auszubilden. Das ist besser, als wenn jeder alle Techniken nur unvollständig beherrschen würde.

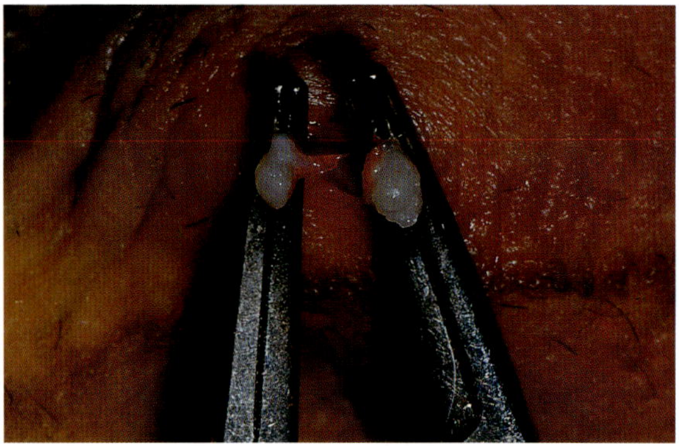

Abb. 4

Enden des durchtrennten Vas deferens: Die Vasektomie ist eine an Häufigkeit zunehmende Maßnahme der kleinen Chirurgie.

Verbindung zu örtlichen Spezialisten

In welchem Zusammenhang kleine Chirurgie auch immer durchgeführt wird, es ist wichtig, eine Verbindung zu örtlichen chirurgischen Kliniken und zu Pathologen herzustellen. Während Ihrer Arbeit benötigen Sie sicher Anweisungen und Unterstützung, und es ist beruhigend, im Fall von unerwarteten Schwierigkeiten eine fertige Verbindung zu einer chirurgischen Einheit zur Verfügung zu haben.

2 Juristische Aspekte

Einverständniserklärung

Informiertes Einverständnis (informed consent) ist ein Eckstein einer guten Praxis. Dem Patienten sollten Art und Zweck der Operation klar dargelegt werden, zusammen mit der vorgesehenen postoperativen Versorgung und einer kurzen Erörterung der möglichen Komplikationen. Das sollte alles in einem Formblatt festgelegt werden (Abb. 5). Für jede Operation gibt es spezielle Aufklärungsbögen.

Besondere Sorgfalt ist bei der Aufklärung von

Patient: . . . . **geb. am:** . . . .
(Name, Vorname)

Anschrift: . . . .

Einverständniserklärung

1. +) Ich bestätige, daß ich heute von Frau/Herrn Dr. . . . . über Notwendigkeit, Art, Bedeutung und Zweck der geplanten Untersuchung/Behandlung/Operation

   sowie über mögliche dabei auftretende Komplikationen/Nebenerscheinungen in einem persönlichen Gespräch und in mir verständlicher Form aufgeklärt worden bin. Aufgrund dessen erkläre ich mich mit der Durchführung der oben genannten Maßnahmen einverstanden.
   Im Falle einer Operation bejahe ich auch eine vom operierenden Arzt für notwendig gehaltene Erweiterung des Eingriffes.

2. +) Auf eine Aufklärung über Notwendigkeit, Art, Bedeutung und Zweck der geplanten Untersuchung/Behandlung/Operation sowie über mögliche dabei auftretende Komplikationen/Nebenerscheinungen, verzichte ich hiermit ausdrücklich und erkläre mich dennoch mit der Durchführung der ärztlicherseits für erforderlich gehaltenen Maßnahmen einverstanden.

. . . .

(Unterschrift des Arztes) (Unterschrift des Patienten)
- bzw. des gesetzlichen Vertreters -

+) Nichtzutreffendes bitte streichen

Abb. 5

Beispiel einer Einverständniserklärung.

Kindern und geistig Behinderten erforderlich. Wenn sprachliche Verständigungsschwierigkeit bestehen, sollte ein Übersetzer zugezogen werden. Ähnlich problematisch ist die Aufklärung bei schweren psychischen Erkrankungen.

Operationsbericht

Ein guter Bericht über die durchgeführten Maßnahmen, mit Angabe des Zeitverlaufs, der genauen Lokalisation, der verwendeten Anästhesie und des Operationsteams ist unbedingt erforderlich.

Haftpflichtversicherung

Wenn Sie kleine Chirurgie durchführen wollen, ist unbedingt eine entsprechende Versicherung erforderlich, die die damit verbundenen besonderen Risiken abdeckt.

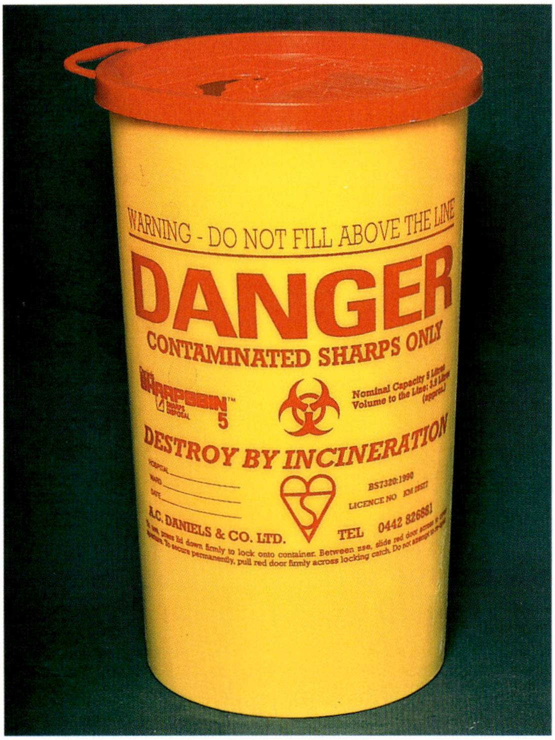

Abb. 6

Abwurfbehälter für scharfe Instrumente.

Histologische Diagnose

Wann immer ein Tumor oder eine Läsion exzidiert wird, tut man gut daran, das Gewebe entsprechend verpackt zur genauen histologischen Diagnostik in eine örtliche Pathologie zu schicken. Es ist nicht unbedingt erforderlich, Lipome, seborrhoische Zysten oder Zehennägel zur Histologie zu senden.

Infektionsprophylaxe

Es ist wichtig sicherzustellen, daß nicht als Folge schlechter Verhältnisse eine Infektion zustande kommt. Eine Infektion kann in beiden Richtungen verlaufen – der Operateur kann sich an Körperflüssigkeiten des Patienten infizieren, und der Patient kann eine Infektion durch nicht sterile chirurgische Technik erleiden. Vorsorge gegen Infektion bedeutet persönliche Sauberkeit, die Benützung steriler Operationshandschuhe und ordentliche Sterilisation der Instrumente (s. Kap. 3).

Hepatitis-B-Impfung

Wer kleine Chirurgie betreibt, einschließlich der Assistenten, muß vollständig gegen Hepatitis B immunisiert sein.

Abfallentsorgung

Eine Praxis, in der kleine Chirurgie betrieben wird, muß auch über Möglichkeiten der regelrechten Entsorgung klinischen Abfalls, der eine Infektionsquelle darstellen kann, verfügen. Gefäße für scharfe Gegenstände sind unerläßlich (Abb. 6).

Geeignete Patienten

Die folgenden Patientengruppen können nicht für eine Chirurgie in einer Praxis als geeignet angesehen werden: Diabetiker, Patienten unter Steroidbehandlung, Patienten mit psychiatrischen Erkrankungen, Patienten mit einem Blutungsübel, immunsupprimierte Patienten, Patienten mit übertragbaren Infektionen und Kinder.

3 Technische Voraussetzungen

Behandlungsraum

Ein entsprechend großer Raum muß für die kleine Chirurgie reserviert sein, der ohne jede Staub- und Infektionsquelle ist.

Die Bedeutung einer guten Beleuchtung kann nicht genug betont werden. Intensives Licht von oben und der Seite ist erforderlich. Wand- oder deckenmontierte Op-Lampen (wie in Abb. 7 dargestellt) sind die besten Lichtquellen für die kleine Chirurgie.

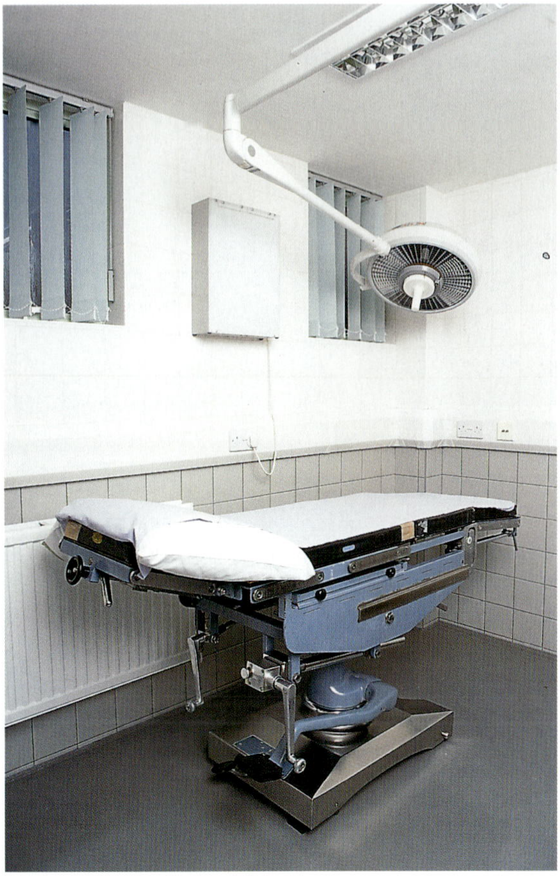

Abb. 7

Die ideale Situation für die kleine Chirurgie: abgetrennter Platz, verstellbarer Op-Tisch und gute Beleuchtung.

Die Liege bzw. der Operationstisch sollte verstellbar und so hoch fahrbar sein, daß der Chirurg ohne ungebührliche Verkrümmung und Verspannung leichten Zugang hat.

Sterilisation

Chirurgie braucht selbstverständlich eine sterile Ausrüstung, und die wird am besten erreicht durch Dampfsterilisation bei 134–138 °C und 2,2 bar Dampfdruck für 3–3$^1/_2$ min. Es kann möglich sein, diesen Dienst vom örtlichen Krankenhaus zu bekommen, aber für die meisten Ärzte in der Praxis ist es am sinnvollsten, sich einen Tischsterilisator anzuschaffen.

Der Sterilisator (Abb. 8) soll einwandfrei installiert sein; er benötigt ein Sicherheitszertifikat, das durch eine Inspektion nach gesetzlicher Frist erneuert werden muß. Ein gutes Wartungsprogramm mit regelmäßigem Besuch eines Ingenieurs ist unbedingt erforderlich.

Die für die Sterilisation verantwortliche Schwester muß täglich einen Bericht über den Sterilisationsablauf, mit Angabe der Temperatur, des Dampfdrucks und der Zeit schreiben.

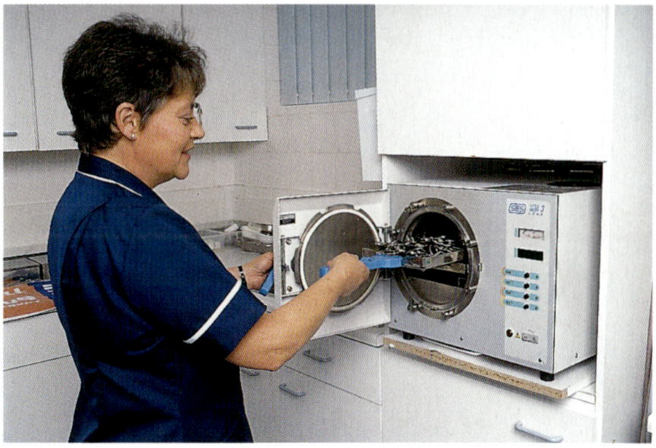

Abb. 8

Ein Sterilisator ist unabdingbare Voraussetzung für chirurgische Tätigkeit.

Kauterisation und Kryochirurgie

Die Hochfrequenz-Kauterisation ist bei verständigem Einsatz hilfreich zur Blutstillung und stellt daher einen lohnenden Zusatz zur Ausrüstung dar.

Die Kryokauterisation ist eine wertvolle Technik zur Zerstörung oberflächlicher Hautveränderungen wie Warzen, und ein entsprechendes Gerät (Abb. 9) sollte ein Teil der Ausrüstung jeder kleinen Chirurgie sein.

Zum Auftragen flüssigen Stickstoffs auf Veränderungen können auch Watteträger benützt werden, aber die befriedigendere Lösung ist der Gebrauch einer Kryosonde (Cryojet, der auch einen Spray liefern kann). Wenn auch teuer in der Anschaffung, wird sich das Gerät mit der Zeit durch die Durchgangszahl von Patienten amortisieren. Wenn man Kryochirurgie betreibt, benötigt man auch eine Dewar-Flasche (Abb. 10), um flüssigen Stickstoff aufzubewahren; sonst bedeutet das eine tägliche/wöchentliche Fahrt zum Krankenhaus mit einer Transportflasche voll mit flüssigem Stickstoff. Eine Alternative zur Kryokauterisation ist die Benützung eines Histofreezers, eines Einmal-Aerosolsprays, der in Verbindung mit einem Tupfer benützt wird (ähnlich einem Tupfer, der in flüssigen Stickstoff getaucht wird).

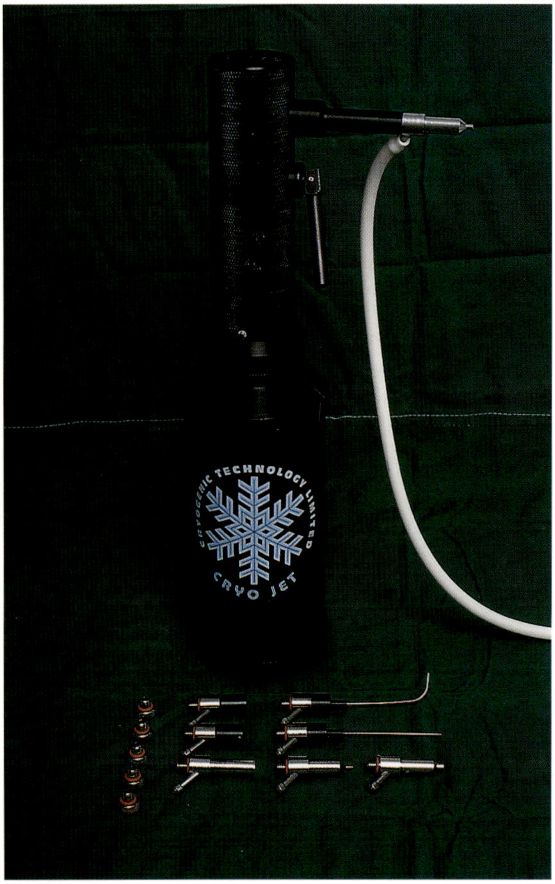

Abb. 9

Ausrüstung für Kryokauterisation, ein Gewinn für die kleine Chirurgie.

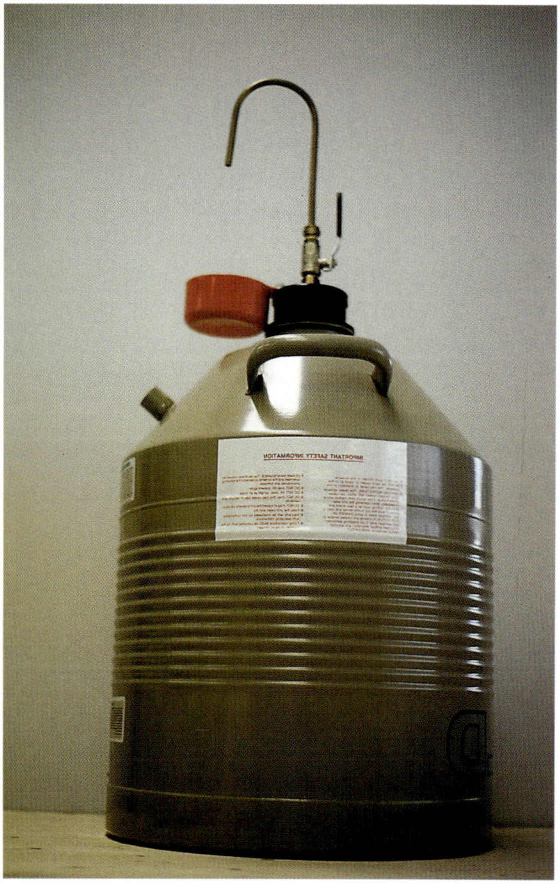

Abb. 10

Vorratsbehälter für flüssigen Stickstoff.

4 Chirurgische Instrumente

Jeder Chirurg wird eine etwas andere Auswahl von Instrumenten haben, was auf persönliche Bevorzugung zurückgeht, aber folgendes macht ein Besteck für kleine Chirurgie aus:

- Schere (klein, gebogen)
- Schere (groß, gerade)
- Klemme (fein, gezähnelt)
- Klemme (fein, nicht gezähnelt)
- Skalpellgriff (Größe 10, 11 und 15)
- Moskitoklemme (zwei)
- große Arterienklemme (zwei)
- Nadelhalter
- Retraktor
- Allis-Gewebefaßzange
- Küretten (groß und klein)
- stumpfe Sonde
- Hauthaken
- Skalpellklingen und Nahtmaterial
- Haut-Verschlußstreifen.

Die Abbildungen 11 bis 13 zeigen eine repräsentative Auswahl chirurgischer Instrumente:

- Abbildung 11 von links nach rechts: feiner chirurgischer Nadelhalter, lange gebogene Präparierschere, Gillies Nadelhalter, gerade starke Schere, kurze leicht gebogene Präparierschere
- Abbildung 12 von links nach rechts: Vasektomiezange, Gewebefaßzange, Moskitoklemme, Tuchklemme, zarte nicht gezähnelte Präparierpinzette, fein gezähnelte Präparierpinzette
- Abbildung 13 von links nach rechts: Kürette, zwei Retraktoren, zwei Hauthäkchen, Skalpellgriff.

Es ist eine falsche Sparsamkeit, billige Instrumente zu kaufen – Instrumente hoher Qualität dienen jahrelang, und da kleine Chirurgie weitgehend Feinarbeit ist, werden sie auch dazu verhelfen, bessere Ergebnisse zu erzielen.

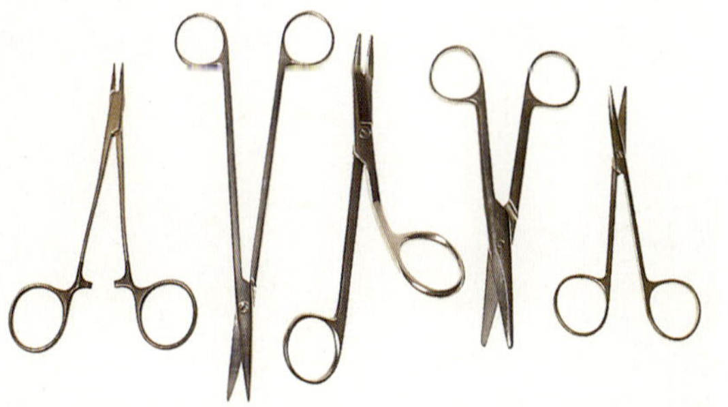

Abb. 11

Chirurgische Instrumente (s. Text).

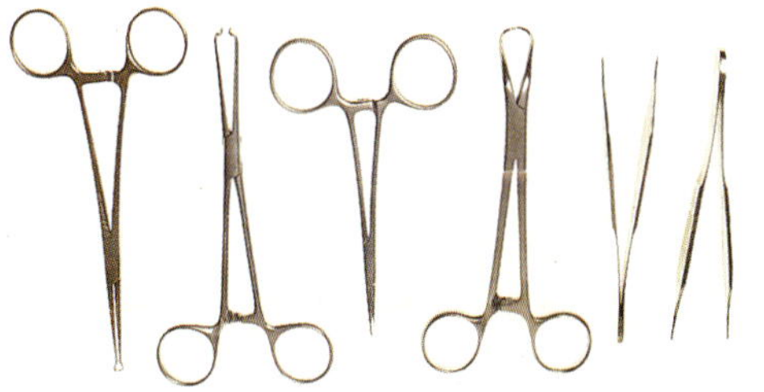

Abb. 12

Chirurgische Instrumente (s. Text).

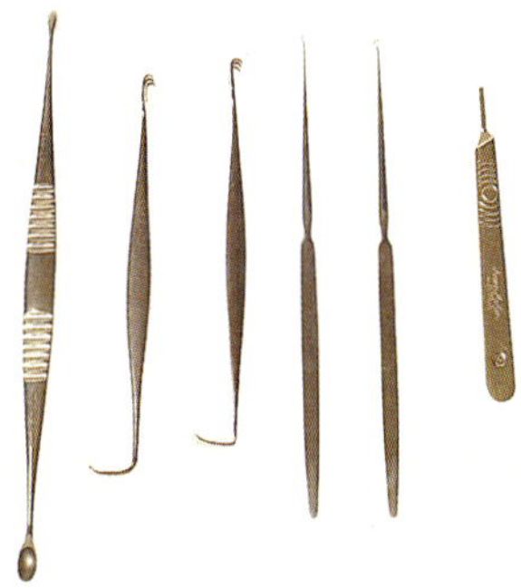

Abb. 13

Chirurgische Instrumente (s. Text).

Denken Sie daran, Instrumente nicht im Sterilisator zu belassen. Scheren sollten besser Heißluft-sterilisiert als autoklaviert werden. Wie die Instrumente sind auch die für die Operation benützten Abdeckungen Sache persönlichen Vorzugs. Abdeckungen sind für ein steriles Operationsfeld wünschenswert, aber sie sind für viele Fälle kleiner Chirurgie nicht unbedingt erforderlich.

Hochfrequenz

Hochfrequenzgeräte sind heutzutage überall einsetzbar und bieten die beste Möglichkeit, kleine Blutungen zu stillen. Das Hochfrequenzgerät (Abb. 14) hat die Möglichkeit bipolarer Koagulation, was für die Behandlung oberflächlicher Hautveränderungen ebenso äußerst nützlich ist (oft in gleicher Weise wie Heißdraht-Kauterisation oder Kryokauterisation) wie Blutstillung während eines chirurgischen Eingriffs.

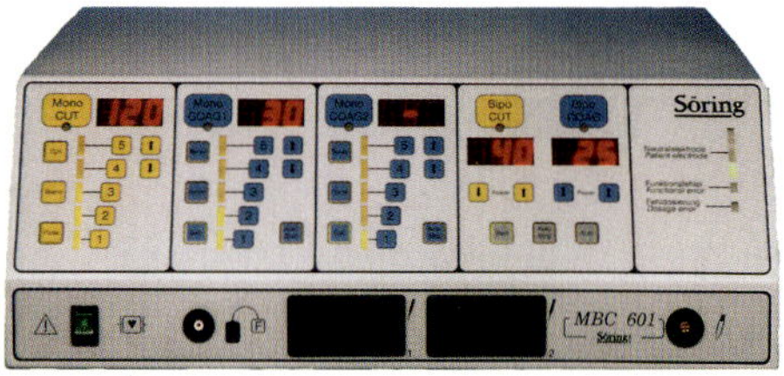

Abb. 14

Hochfrequenzgerät (Fa. Söring) .

5 Chirurgische Klingen und Fäden

Klingen

Drei Arten chirurgischer Klingen reichen aus: Nummer 10, 11 und 15. Eine kleine Skalpellklinge Nr. 15 sollte für die meisten Veränderungen benützt werden, wobei man, wo immer möglich, entlang einer Hautspaltlinie schneidet. Die Inzision sollte mit rechtwinkelig aufgesetzter Klinge erfolgen.

Klingengröße	Einsatz
Nr. 11	Fadenentfernung Vasektomie
Nr. 15	Alle kleinen Veränderungen Biopsie (inzidierend und exzidierend) Kleine kosmetische Eingriffe
Nr. 10	Eingewachsene Zehennägel Größere Veränderungen (z. B. Lipome)

Fäden

Vier Arten von Nahtmaterial sollten genügen: 4/0 Catgut, 4/0 Vicryl, 4/0 Ethilon und 6/0 Ethilon. Statt Ethilon kann auch Prolene benützt werden. Die Wunde sollte, je nach Lage und Spannung der Wunde, mit dem dünnsten Faden verschlossen werden. Für eine klaffende Wunde benützt man eine Subkutannaht mit farblosem resorbierbaren 4/0 Vicryl oder Dexon, um die Spannung der Hautnaht zu verringern.

Nahtmaterial		Einsatz
4/0	Catgut (resorbierbar)	Subkutane Wundadaption Fettnähte Hautverschluß (z. B. Vasektomie)
4/0	farbloses Vicryl od. Dexon (resorbierbar)	Subkutaner Wundverschluß Intrakutannaht Gefäßunterbindung Totraumauffüllung (großes Lipom)
4/0	nicht resorbierbar, monofil	Wundverschluß (Stamm und Glieder)
6/0	nicht resorbierbar, monofil	Wundverschluß (Gesicht und Hände)

Die Abbildung 15 zeigt die verschiedenen Klingen und Fäden, und Abbildung 16 zeigt Prolenenähte. Abbildung 17 zeigt Verschlußstreifen (Steristrip). Richtig angewandt haben Verschlußstreifen ein weites

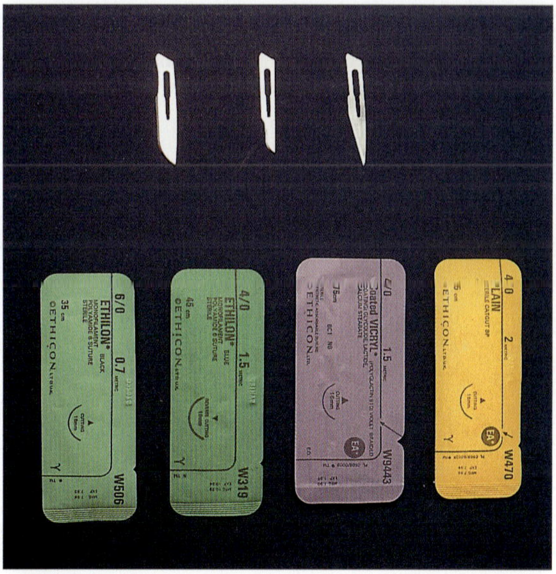

Abb. 15

Klingen und Nahtmaterial.

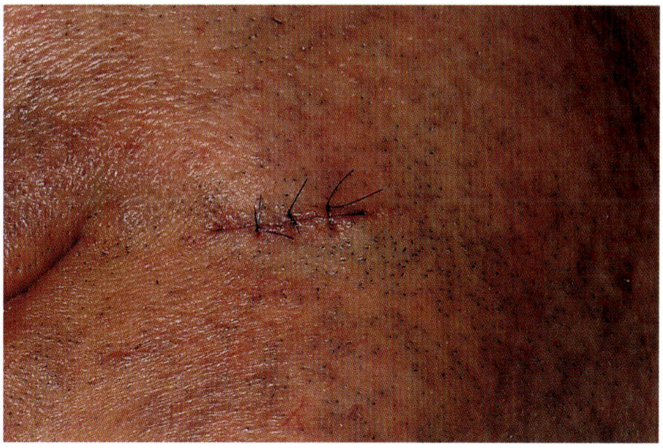

Abb. 16

Nähte mit 6/0 Prolene.

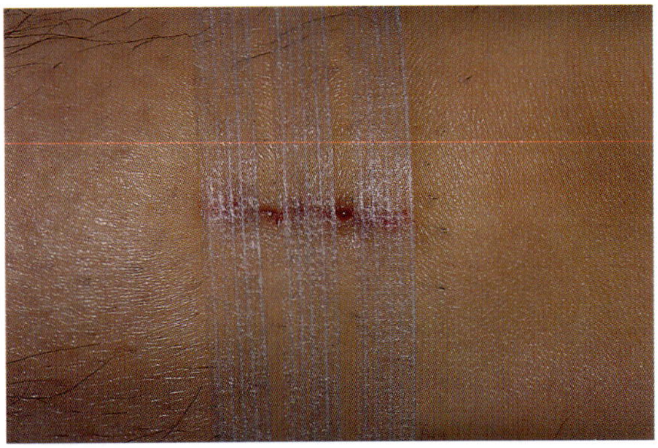

Abb. 17

Wundverschluß mit Steristrips.

Anwendungsgebiet. Wenn die Wundränder mit einer intrakutanen oder subkutanen Naht adaptiert werden, können Verschlußstreifen manchmal benützt werden, um Hautnähte zu vermeiden, z. B. bei Patienten, die zu Keloidbildung neigen. Haut-Verschlußstreifen sind auch nützlich zum Verschluß kleiner Hautläsionen bei Kindern – nicht die leichtesten Patienten für saubere Hautnähte!

6 Lokalanästhesie

Lokalanästhesie

In den meisten Situationen ist Lidocain 1% angebracht. Für eine ausgiebige Infiltration einer großen Fläche benützt man 0,5%iges. Das Lidocain soll wenigstens fünf bis zehn Minuten vor der endgültigen Hautdesinfektion gespritzt werden, um seine volle Wirkung zu entfalten, oder, wenn Adrenalin zugesetzt wurde, damit die Ischämie eintreten kann. Lidocain mit Adrenalin ist nützlich für die Kopfhaut und das Gesicht (nicht für Nase und Ohren), denn das Adrenalin hilft, ein blutfreies Operationsgebiet zu erhalten. Adrenalin darf niemals benützt werden bei einer Leitungsanästhesie (Regionalanästhesie) oder an den Akren (Finger, Nase, Ohren, Penis).

Es ist wichtig, die korrekte Technik der Infiltration mit einem Lokalanästhetikum zu lernen. Beachten Sie die folgenden zehn Regeln:

1. Benützen Sie immer die dünnste Nadel, die möglich ist – eine Dentalspritze ist ideal.
2. Benützen Sie immer die geringste Menge des Anästhetikums, mit der eine genügende Wirkung erzielt wird.
3. Aspirieren Sie vor der Infiltration (das ist allerdings mit der Dentalspritze nicht möglich).
4. Bewegen Sie während der Infiltration die Nadel, vorzugsweise im Gebiet des bereits anästhesierten Gewebes.
5. Infiltrieren Sie immer großzügig um die zu entfernende Veränderung herum.
6. Wenn möglich, vermeiden Sie eine direkte Infiltration der Veränderung.
7. Bedenken Sie, daß die sichere Höchstdosis bei Lidocain 1% für die Lokalanästhesie 20 ml beträgt.
8. Bei Anwendung von Adrenalin korreliert die Abblaßung mit der Region der Lokalanästhesie.
9. Lokalanästhetika sollten in Form von individuellen (Einmal-)Patienten-Ampullen verwendet werden.
10. Vermerken Sie immer im Operationsbericht die Art des Lokalanästhetikums und die Chargennummer.

Das Enzym Hyaluronidase kann bei Leitungsanästhesien zusammen mit Lokalanästhetika verwendet werden, aber da es aus Eiern gewonnen wird, vergessen Sie nicht, den Patienten nach Überempfindlichkeit auf Hühnereier zu fragen.

Einige Patienten sind sehr empfindlich auf Lidocain, oder anders herum, bei einigen kann man keine ausreichende Anästhesie erreichen. In solchen Situationen würden wir Bupivacain benützen. Es ist langsamer im Wirkungseintritt als Lidocain, aber die Wirkung hält länger an. Bupivacain eignet sich besonders für Regionalanästhesien.

Ein Chloräthyl-Spray ist gelegentlich als Anästhetikum nützlich, so bei der Kürettage von Warzen und bei Abszeßinzisionen.

Emla-Creme

Emla-Creme® ist eine örtlich anästhesierende Creme, die Lidocain und Prilocain enthält. Das Hauptanwendungsgebiet ist bei Kindern vor Kryokauterisation, Venae Sectio oder Injektion. Sie sollte vor der Maßnahme mindestens eine Stunde aufgetragen bleiben. Ein nützliches Vorgehen ist, das zu anästhesierende Gebiet zu markieren und der Mutter die Creme zu geben, mit der Anweisung, sie mindestens eine Stunde vor dem Eingriff dick aufzutragen und mit einer Folie abzudecken.

Andere lokale Mittel

Für die Hautreinigung ist Cetrimoniumbromid ausreichend, das Hautantiseptikum Polyvidonjod (PVP-Jod) wird von manchen vorgezogen. Lokale Antibiotika zum postoperativen Gebrauch sind z.B. Neomycin- und Bacitracin-Puder oder Oxytetracyclin mit Hydrocortison-Spray. Manche Chirurgen ziehen Chloramphenicol-Salben vor. Opsite ist ein unschätzbarer Schutzverband.

7 Komplikationen

Anaphylaxie

Sie wird im Kapitel über Wiederbelebung abgehandelt. Eine Überreaktion auf eine Lokalanästhesie ist ein jederzeit mögliches, wenn auch selten vorkommendes Ereignis. Die Anwendung von zu viel Lokalanästhesie ist ein Fehler, der vermieden werden sollte, und man sollte sorgsam darauf achten, kein Lokalanästhetikum direkt in ein Blutgefäß zu injizieren.

Wundinfektion

In manchen Regionen, wie beim eingewachsenen Zehennagel, ist eine postoperative Infektion beinahe unvermeidbar (aber nur selten von klinischer Signifikanz). Im Gesicht ist eine Infektion ein gravierender Zwischenfall, weil sie mit einer häßlichen Wunde enden kann.

Um Infektionen zu vermeiden:

- Vernachlässigen Sie nicht die sterile Technik.
- Bereiten Sie das Operationsgebiet sorgfältig vor.
- Operieren Sie nicht in einem infizierten Gebiet. Wenn eine Talgzyste stark infiziert ist, drainieren Sie sie und behandeln Sie antibiotisch, um den Infekt zu bekämpfen, und operieren Sie später.
- Wählen Sie Ihre Patienten sorgfältig aus – hüten Sie sich besonders vor solchen mit Immundefizit, Diabetes und Durchblutungsstörungen.
- Benützen Sie eine gute Operationstechnik unter Vermeidung von Hämatomen, ausgefransten Wundrändern oder klaffenden Nahtlinien.

Die Gefahren postoperativer Infektion sind mögliche systemische Ausbreitung der Infektion, schlechte Wundheilung und folglich häßliche Narben.

Blutung

Eine Blutung kann an jeder Stelle auftreten, sie ist aber häufiger in Regionen wie Kopfhaut, Gesicht, Ohren, Händen und Scrotum.

Um starke Blutung zu vermeiden:

- Benützen Sie Adrenalin mit Lidocain, wo es angezeigt ist (aber nochmals zur Erinnerung: niemals an den Fingern, der Nase, den Ohren oder am Penis).
- Wenn möglich, vermeiden Sie es, Patienten mit einem Blutungsübel oder unter Antikoagulantieneinnahme zu operieren.
- Benützen Sie gute chirurgische Technik: Sicherung vor sekundären Blutungen durch Clips, Schneiden mit einem Hochfrequenzgerät oder Heißdraht und

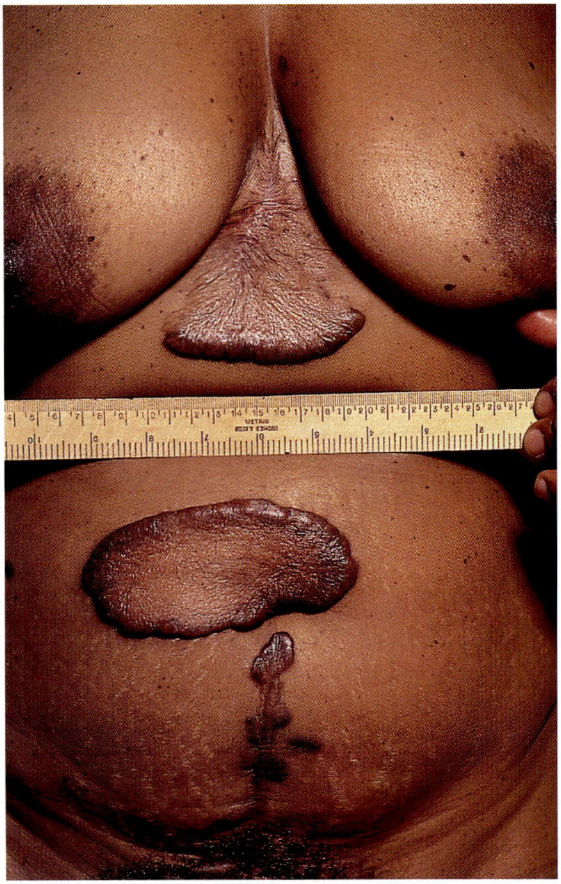

Abb. 18

Narbenkeloid bei einer afrokaribischen Frau.

Übernähen blutender Gefäße mit resorbierbarem Material.

Beachten Sie, daß ein postoperatives Hämatom gewöhnlich genügend resorbiert wird, ohne Notwendigkeit zur Intervention oder Antibiotikagabe, wenn auch gewisse Situationen (z.B. ein großes Skrotalhämatom) eine Ausräumung erfordern können, um einer Hautnekrose vorzubeugen.

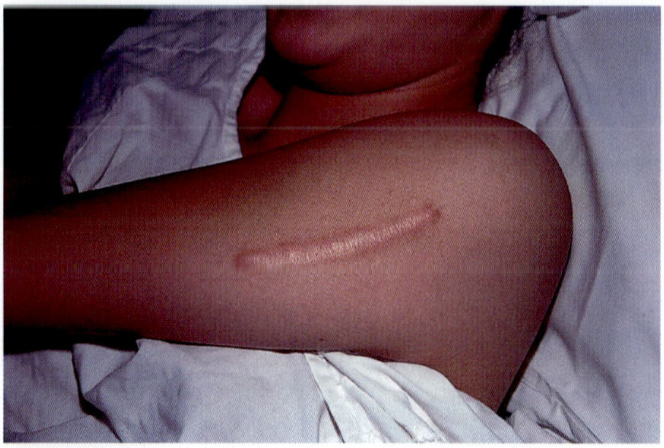

Abb. 19

Narbenkeloid bei einer Weißen.

Schädigung umliegender Strukturen

Um üble Folgen zu vermeiden, ist es unbedingt erforderlich, sich die umliegende Anatomie zu vergegenwärtigen, bevor man mit der Präparation beginnt. Nervenverletzungen können Funktionsverluste und Gefühllosigkeit zur Folge haben. Der N. facialis zum Beispiel ist bei Operationen tief im Gesicht gefährdet. Der Schlüssel zum Erfolg liegt darin, innerhalb der eigenen Grenzen zu operieren und gefährliche Gebiete, wie das Gesicht oder die Palmarfläche der Hand, zu meiden.

Narben

Um häßliche Narben zu vermeiden:

- Schneiden Sie nur entlang Hautlinien und Hautfalten.
- Benützen Sie geeignete Messer und Nähte, z.B. einen 6/0 monofilen Faden für das Gesicht
- Durchschneiden Sie das Gewebe vertikal.
- Sorgen sie für spannungsfreie und sauber evertierende Nähte.
- Legen Sie intrakutane Nähte zur Adaption der Wundränder vor der Hautnaht oder dem Anlegen von Haut-Verschlußstreifen.
- Geben Sie darauf acht, daß keine Infektion auftritt.
- Achten Sie auf gewisse Patientengruppen, die zur Narbenbildung neigen. Afrokaribianer zum Beispiel bekommen häufig Keloidnarben (s. Abb. 18 und 19). Wunden an Brust und Hals heilen am häufigsten mit deutlichen Narben. Bevor man operiert, sollte man jeden Patienten nach seinen Erfahrungen mit Narbenbildung fragen.

8 Wiederbelebung in der Praxis

Alle Eingriffe der kleinen Chirurgie beinhalten ein Risiko, besonders bei Anwendung einer Lokalanästhesie. Akute Anaphylaxie (mit Kollaps, Bronchospasmus, Larynxödem und Hypotension) ist selten, aber in diesem Zusammenhang wohlbekannt. Bradykardie und Hypoxie gefolgt von Ohnmacht wird häufiger gesehen, und selten können Patienten auch zu einem vollen tonisch-klonischen Anfall fortschreiten. Man muß Medikamente und eine Ausrüstung bereit haben, um solche Notfälle zu behandeln:

- Laryngoskop
- Endotrachealtubus
- Guedel-Tuben (verschiedene Größen, auch für Kinder)
- Ambubeutel und Masken
- intravenöse Infusion und Kanülen
- Sauger
- Adrenalin (1:1000 und 1:10 000)
- Aminophyllin oder Salbutamol
- Atropin
- Calciumchlorid
- Chlorpheniramin
- Hydrocortison
- Diazepam rektal und i.v.
- Natriumbicarbonat 8,4% Lösung zur Injektion

Wiederbelebungskoffer können mit der gesamten Ausstattung erworben werden (Abb. 20). Sorgen Sie dafür, daß eine solche Einheit bei allen Eingriffen griffbereit ist.

Man sollte alle erforderlichen Medikamente in einem eigenen Behältnis haben (Abb. 21), und ein Mitglied des Teams soll dafür verantwortlich sein, daß sie nicht verfallen sind. Auf dem Behältnis sollten Anweisungen über die intramuskulären Dosen von Adrenalin im Falle einer Anaphylaxie stehen (s. Tabelle).

Wenn es sich um eine Anaphylaxie handelt, legen Sie zuerst den Patienten flach in die Wiederbelebungs-

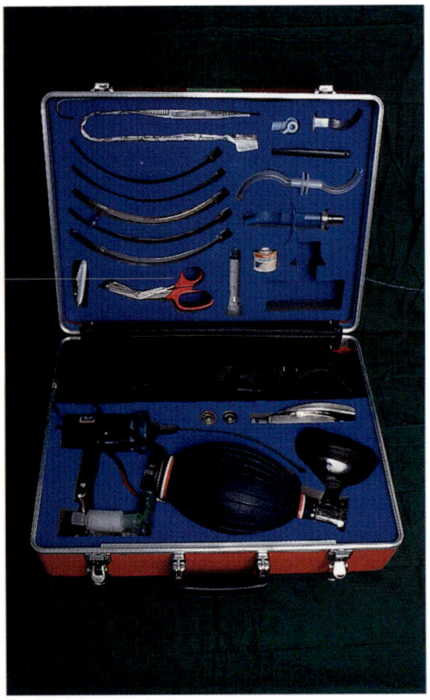

Abb. 20

Wiederbelebungskoffer.

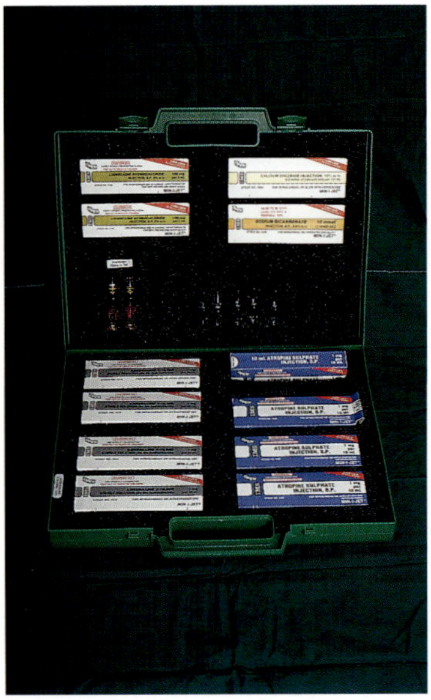

Abb. 21

Medikamentenbehältnis für die Wiederbelebung.

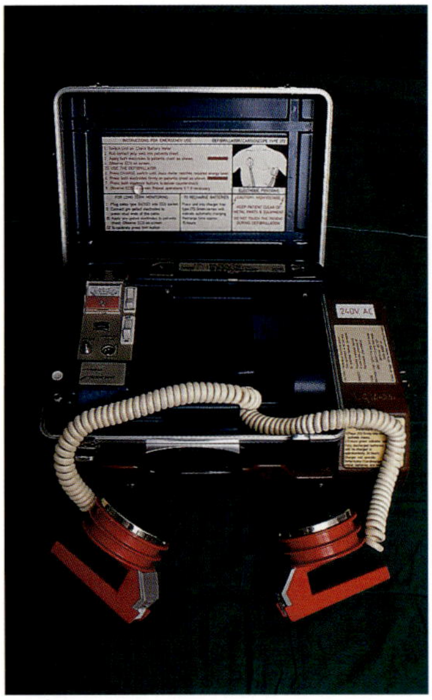

Abb. 22

Defibrillator.

Alter	Dosis Adrenalin 1:10000
unter 1 J.	0,5 ml
1 J.	1,0 ml
2 J.	2,0 ml
3–4 J.	3,0 ml
5 J.	4,0 ml
6–12 J.	5,0 ml
über 12 J.	5,0–10,0 ml

position; wenn der Patient sich nicht dadurch erholt hat, geben Sie Adrenalin nach der Tabelle. Die Dosis kann je nach Reaktion nach zehn Minuten wiederholt werden. Im Anschluß an Adrenalin kann Chlorpheniramin in der Erwachsenen-Dosis von 10 mg langsam intravenös, intramuskulär oder subkutan gegeben werden. Chlorpheniramin ist nicht für Kinder zugelassen. Intravenöse Kortikosteroide sind auch wertvoll (Hydrocortison 200 mg i.v.).

Ein EKG-Gerät und ein Defibrillator (Abb. 22) sollten verfügbar sein, und Sauerstoff würde eine voll professionelle Wiederbelebungseinrichtung vervollständigen. Wenn auch teuer, kann ein Defibrillator Leben retten. Denken Sie schließlich daran, eine Auswahl von Tuben verschiedener Größe bereitzuhalten (Abb. 23).

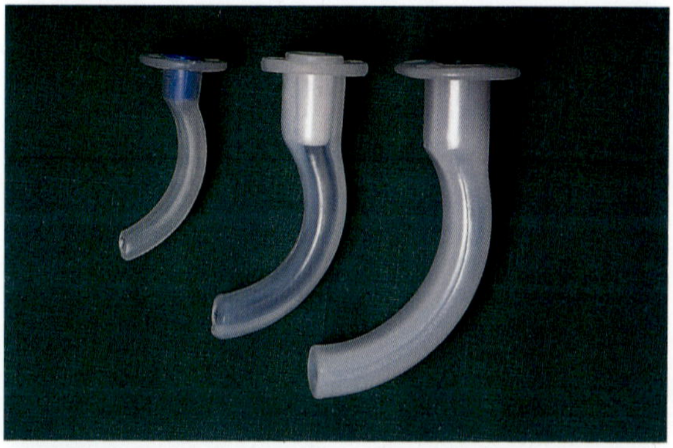

Abb. 23

Eine Auswahl von Guedel-Tuben.

Alle, die in einer Chirurgie arbeiten, sollten in kardiopulmonaler Wiederbelebung geschult sein. Im Operationsraum sollte eine Wandtafel mit Darstellung aller Schritte der Wiederbelebung hängen. Besonders sollte jedes Teammitglied wissen, wie der Patient in Wiederbelebungslage zu bringen ist – in den gewöhnlichen Fällen eines ohnmächtigen Patienten ist das oft alles, was erforderlich ist.

9 Kardiopulmonale Wiederbelebung

In einer Chirurgie wird der Geschehensablauf den folgenden sieben Basisstufen folgen:

1. Prüfen Sie die Ansprechbarkeit des Patienten durch Schütteln und Rufen.
2. Wenn keine Reaktion erfolgt, legen Sie den Patienten flach und rufen gleich um Hilfe. Die Person, die Sie hört, soll sofort den Sanitätswagen (Notarzt) anrufen, um den Patienten ins Krankenhaus zu bringen.
3. Öffnen Sie den Mund des Patienten und entfernen alles, Brocken, Erbrochenes, lose Zähne. Die Luftwege können durch einfache Positionierung des Kopfes geöffnet werden – mit angehobenem Kinn und nackenwärts flektiertem Kopf (Abb. 24). Durch diese simple Maßnahme wird verhindert, daß die Zunge den Luftweg behindert.
4. Beobachten Sie das Atemgeräusch des Patienten und fühlen Sie den Puls. Es sollte nur Sekunden dauern festzustellen, ob der Patient atmet (Hören am Mund, Beobachten der Thoraxbewegung) und ob ein Karotispuls vorhanden ist oder nicht.
5. Wenn zwar der Karotispuls, aber keine Atmung vorhanden ist, beginnen Sie mit künstlicher Beatmung, Mund-zu-Mund oder mit einer Maske. Beachten Sie, daß es keinen Hinweis gibt, daß eine HIV-Infektion durch Mund-zu-Mund-Beatmung übertragen werden kann. Die Technik ist einfach: Halten Sie den Patienten in der oben beschriebenen Position für offene Luftwege (Kinn angehoben, Kopf nackenwärts), dann fassen Sie die Nase des Patienten, öffnen seinen Mund ganz und drücken Ihren dicht darauf (Abb. 25). Achten Sie bei Ihrer Ausatmung auf die Brustbewegung des Patienten. Es kann nur zwei oder drei Atemstöße erfordern, bis die Eigenatmung wieder einsetzt.
6. Wenn kein Karotispuls vorhanden ist, muß mit der Herzmassage begonnen werden. Überzeugen Sie sich, daß der Patient auf hartem Boden liegt, fühlen Sie das untere Ende des Sternums, legen Sie Ihre Hände übereinander mit dem Ballen der unteren auf dem Brustbein. Die Kompressionstiefe sollte etwa 4–5 cm betragen, bei einer Häufigkeit von 80 pro Minute. Wenn Sie dies allein machen, sollten auf 15 Kompressionen 2 Beatmungen kommen.
7. Wenn Zeichen der Wiederbelebung durch Einsetzen der Spontanatmung und Erscheinen des Karotispulses auftreten, kann der Patient in stabile Seitenlage gebracht werden (aber unter ständiger Beobachtung, bis weitere Hilfe kommt).

Das European Resuscitation Council hat Richtlinien für die fortgeschrittene kardiale Lebensrettung herausgegeben (Abb. 26).

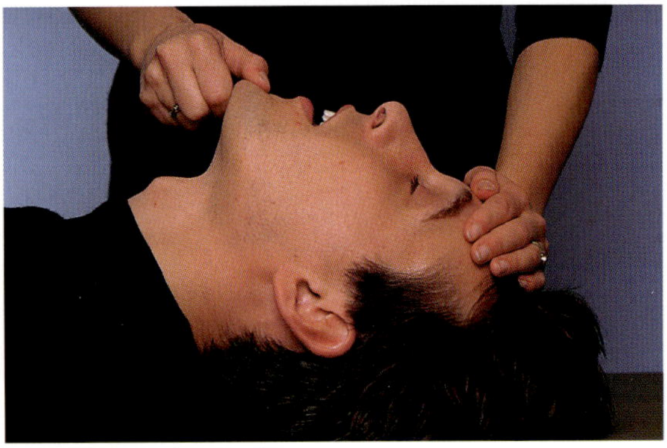

Abb. 24

Die Kopfhaltung zur Beatmung.

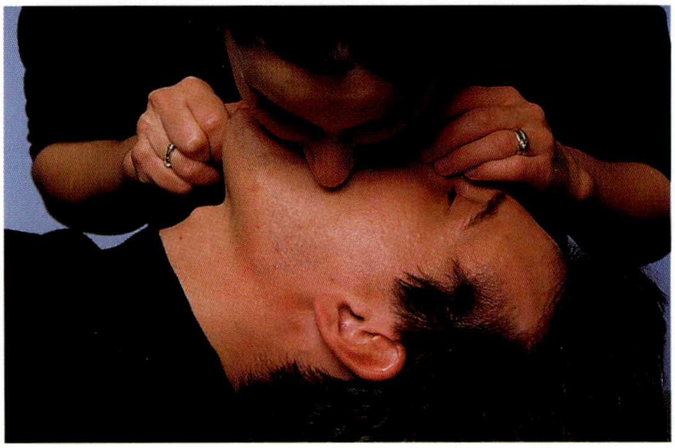

Abb. 25

Mund-zu-Mund-Beatmung.

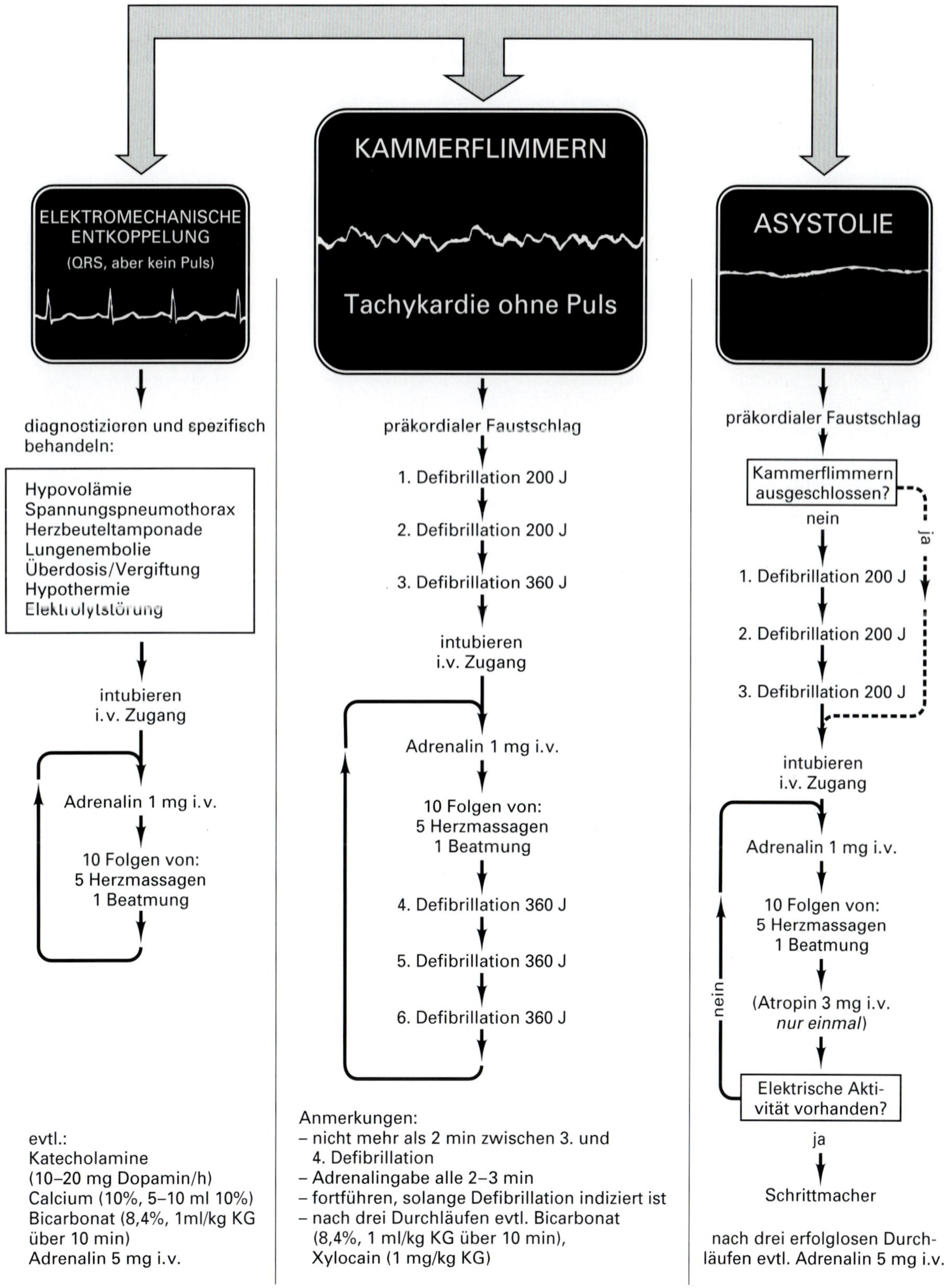

Abb. 26

Richtlinien zur erweiterten Wiederbelebung.

10 Das Handwerk der kleinen Chirurgie

Die Wahl des Nahtmaterials und der Nähte wird durch die persönliche Bevorzugung und durch die Art der Wunde bestimmt. Im folgenden einige Regeln, die angewandt werden können:

1. Benützen Sie immer das feinste Nahtmaterial, das möglich ist, z. B. 6/0 im Gesicht und an den Händen, ansonsten 4/0.
2. Belassen Sie die Fäden möglichst kurz, um Markierungen der Haut zu vermeiden, z. B. fünf Tage im Gesicht und bis zu zehn Tagen am Rücken.
3. Benützen Sie wo immer möglich Subkutan- und Intrakutannähte, um Hautnähte zu vermeiden. Steristrip-Hautstreifen können benützt werden, wo keine Hautnähte erforderlich sind.
4. Benützen Sie immer monofile statt geflochtene Fäden, um das Risiko der Gewebereaktion zu vermindern.

Die gezeigten Arten von Nähten sind:

1. die durchgreifende Naht (Abb. 27). Das ist die einfachste Naht, und sie kann dort benützt werden, wo kein Hohlraum darunter liegt, entweder bei einer einfachen oberflächlichen Wunde oder dann, wenn das subkutane Gewebe vorher mit einer Subkutannaht vereinigt wurde. Die Haut sollte immer im Winkel von 90° an- und ausgestochen werden. Der Knoten sollte dreifach und nicht zu streng angezogen sein. Aus Gründen der Ästhetik sollten alle Knoten auf der gleichen Seite sein.
2. die Subkutannaht (Abb. 28). Zur Subkutannaht verwendet man farbloses Vicryl oder Dexon. Wenn sie sorgfältig angelegt ist, wird die Wunde zu einer Haarlinie geschlossen, ohne Nahtspuren und ohne Notwendigkeit, die Fäden zu entfernen. Es muß besondere Sorgfalt darauf gelegt werden, die

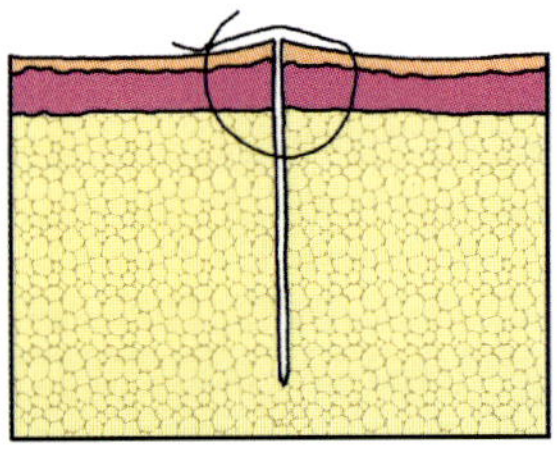

Abb. 27

Korrekt angelegte durchgreifende Naht.

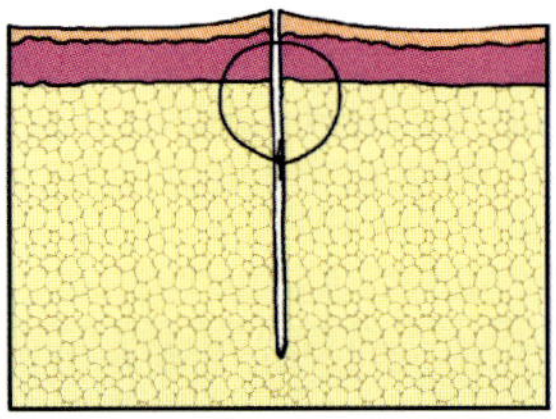

Abb. 28

Korrekt angelegte Subkutannaht.

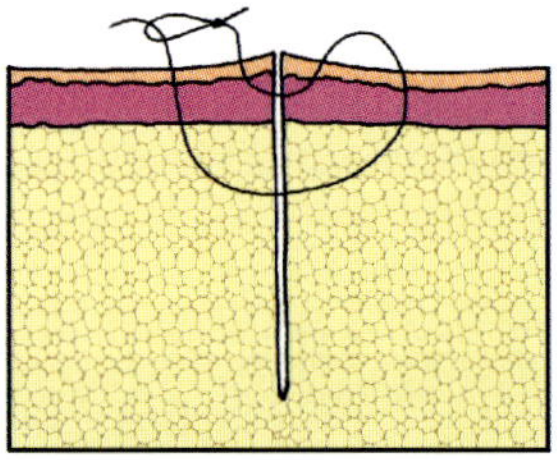

Abb. 29

Korrekt angelegte Matratzennaht.

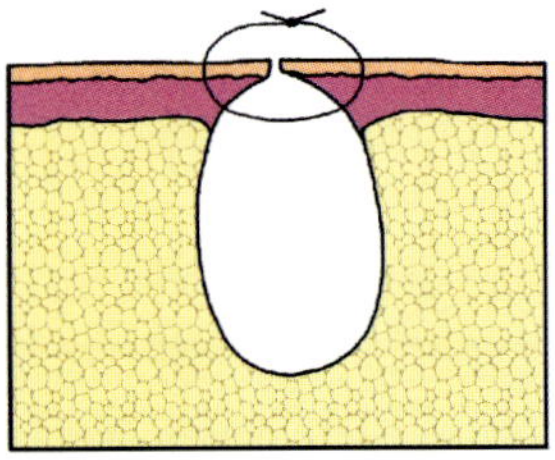

Abb. 30

Falsch angelegte Naht, die einen Totraum hinterläßt.

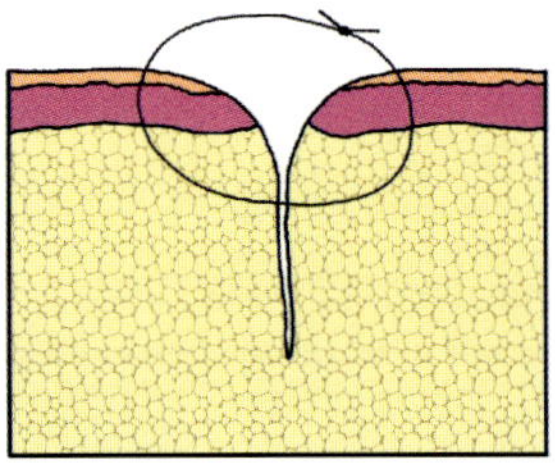

Abb. 31

Eine lockere Naht, die zu breiten, langsam heilenden Narben führt.

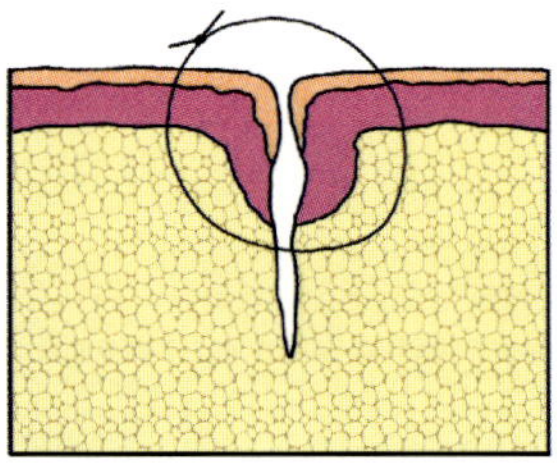

Abb. 32

Eingeschlagene Wundränder, die schlecht heilen werden.

Hautränder gut zu adaptieren, und die Knoten sollten, wie gezeigt, immer tief in der Wunde liegen. Die gebogene Nadel wird in das subkutane Fett eingestochen und unter der Hautoberfläche herausgeführt. Dann wird die Nadel an der korrespondierenden Gegenseite wieder in die Haut eingestochen und in der Fettschicht herausgeführt. Der Faden wird dann in der Fettschicht geknotet. Diese Naht wird heute bei vielen Situationen vorzugsweise benützt.

3. Die Matratzennaht (Abb. 29). Damit erreicht man sowohl eine gute Adaption der Hautränder (evertierend) als auch den Verschluß jedes möglichen Hohlraums darunter. Wieder sollte der Ein- und Austrittswinkel der Nadel 90° betragen. Bei großen Wunden kann die Matratzennaht im Wechsel mit durchgreifenden Nähten brauchbare kosmetische Ergebnisse bringen.

In Abbildung 30 bis 32 sind Beispiele schlechter Nahttechnik dargestellt, die schlechte Narben ergeben und möglicherweise zu Wunddehiszenz und Infektion führen. Die Abbildungen 33 bis 36 zeigen die beschriebene Technik des Wundverschlusses mit der Intrakutannaht, wobei der endgültige Hautverschluß statt mit der Hautnaht mit Steristrips erreicht wird.

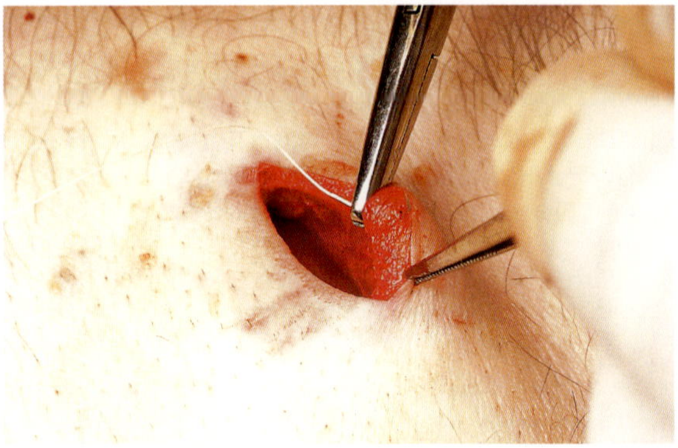

Abb. 33

Die Naht wird vom Fett in die Subkutis geführt.

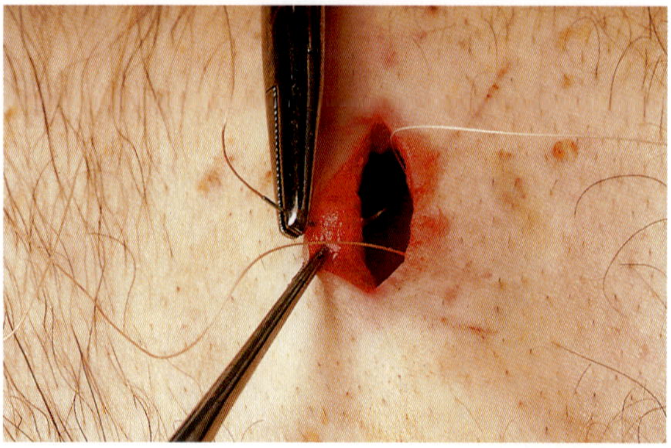

Abb. 34

Die Naht wird von außen in die Tiefe geführt.

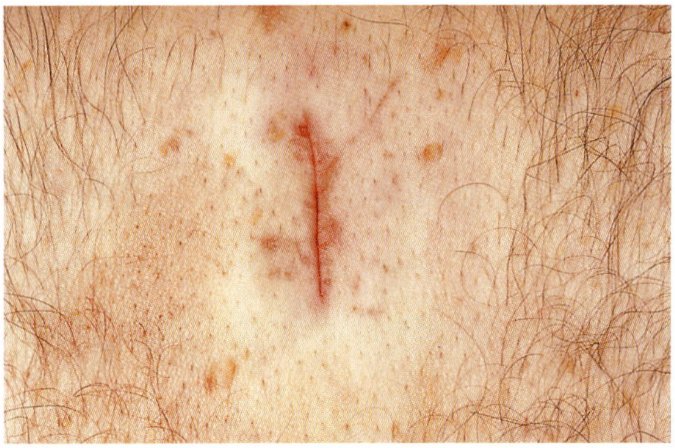

Abb. 35

Eine Haarlinie bleibt nach dem Verschluß.

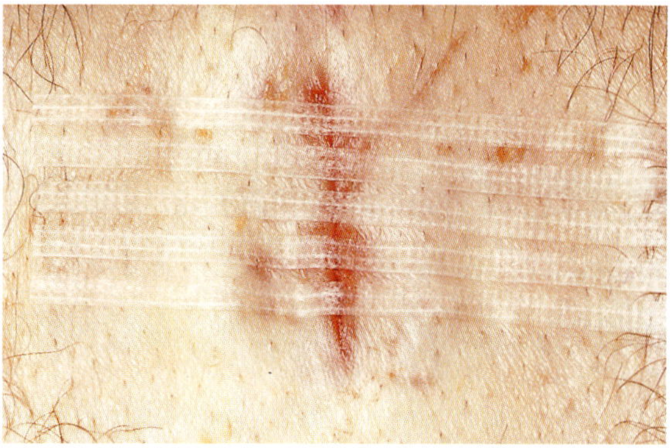

Abb. 36

Der endgültige Verschluß wird durch Steristrips verstärkt.

11 Exzision einer Talgzyste

Talgzysten entstehen durch Verstopfung des Ausführungsgangs einer Talgdrüse. Durch das retinierte Sekret wird die Zyste immer größer, und nach Eröffnung bestätigt das fettige oder käsige Sekret die Diagnose. Talgzysten gibt es in jeder Größe. Sie sind gewöhnlich solitär, können gelegentlich aber Tochterzysten haben.

Gewöhnlich ergibt das typische Erscheinungsbild der Talgzyste die Diagnose. Das diagnostische Schlüsselmerkmal ist der zentrale Punkt.

Eine Talgzyste kann selten mit einem Lipom, einer Gefäßveränderung der Kopfhaut, einem Neurofibrom, einem Parotistumor in der Gegend der Parotis, einer branchogenen Zyste am Hals oder einer Dermoidzyste verwechselt werden. Eine Dermoidzyste hat keinen Punkt, und die darüberliegende Haut ist an der Zyste adhärent.

Talgzysten treten am häufigsten am Rücken, an der Kopfhaut und an den Ohren auf. Sie können jedoch auch an anderen Stellen, ja sogar an der Fußsohle und der Handfläche auftreten. Vorsicht bei Talgzysten im Gesicht oder am Hals – dies sind die Gegenden, wo leicht eine Verwechslung mit anderen Gebilden stattfindet.

Gründe für die Entfernung

1. Größe: Eine große Zyste am Kopf kann z. B. beim Kämmen stören.
2. Kosmetik: Viele Talgzysten werden wegen ihres unschönen Aussehens entfernt.
3. Infektion: Sie können infizieren, so daß ein Abszeß entsteht.

In diesem Fall soll der Abszeß inzidiert und drainiert werden, und die Exzision wird auf einen späteren Zeitpunkt verschoben.

Chirurgische Prinzipien bei der Exzision einer Talgzyste

Die Abbildungen 37 bis 42 zeigen die Exzision einer periaurikulären Talgzyste – Vorsicht bei Operation in dieser Gegend, denn der N. facialis ist nahe!

- Wie oben erwähnt, exzidieren Sie keine großen, stark entzündeten Zysten – drainieren und behandeln Sie sie zuerst.
- Sie müssen die Zystenwand entfernen, um Rezidive zu vermeiden. Idealerweise sollte die Zyste intakt exzidiert werden.

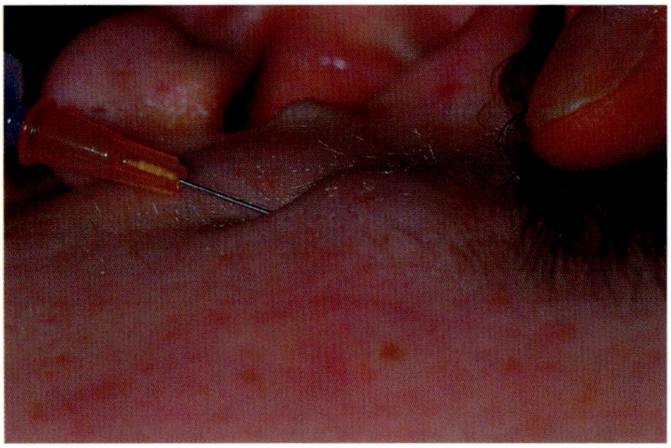

Abb. 37

Infiltration des Op-Gebiets mit Lokalanästhetikum.

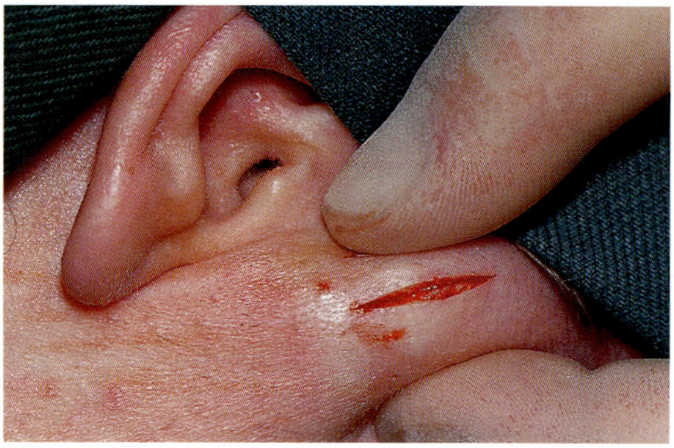

Abb. 38

Inzision über dem höchsten Punkt bis auf die Kapsel.

- Eine sorgfältige Infiltration bei der Lokalanästhesie kann die Oberfläche der Zyste bereits vom umgebenden Gewebe trennen.
- Der gewöhnliche Zugang ist eine vertikale Inzision über der Punktregion. Bei großen Zysten kann eine elliptische Hautexzision über der Zyste erforderlich sein, um den Hautverschluß zu erleichtern.
- Die Inzision wird bis auf die Kapsel geführt, gefolgt von weiterer Dissektion rund um die Kapsel mit Moskitoklemme oder kleiner Schere.
- Wenn Sie die Zyste punktieren, sollten Sie darauf achten, die Wand durch Fassen mit einer Arterienklemme und vorsichtiges Auslösen zu entfernen.
- Bei einer großen Zyste kann eine resorbierbare Naht nötig sein, um die verbleibende Höhle zu verschließen.
- Der Wundverschluß kann durch Prolene-Einzelknopfnähte erfolgen; um aber einen großen Defekt zu verschließen, zeigt eine Matratzennaht guten Erfolg.
- Benützen Sie 6/0 Nähte im Gesicht, ansonsten 4/0. Im Gesicht und am Hals sollten die Nähte nach fünf Tagen entfernt werden, am Kopf nach sieben bis acht Tagen und am Stamm nach bis zu zehn Tagen.

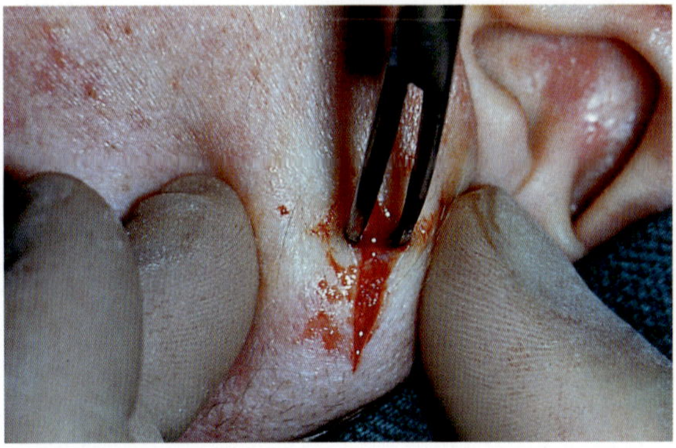

Abb. 39

Stumpfe Präparation mit einer Moskitoklemme, um die Kapsel weiter darzustellen.

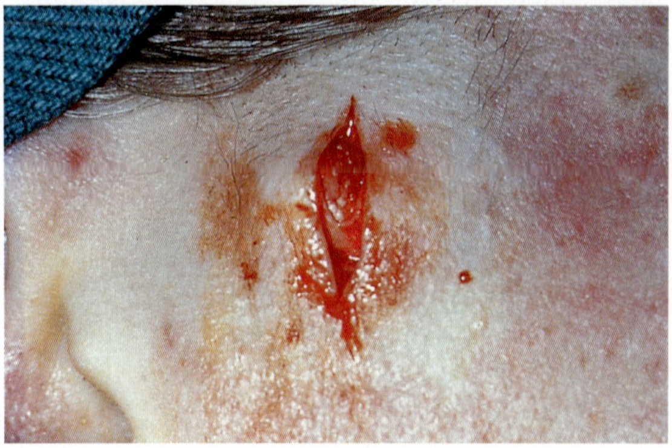

Abb. 40

Am Wundgrund ist die Kapsel sichtbar.

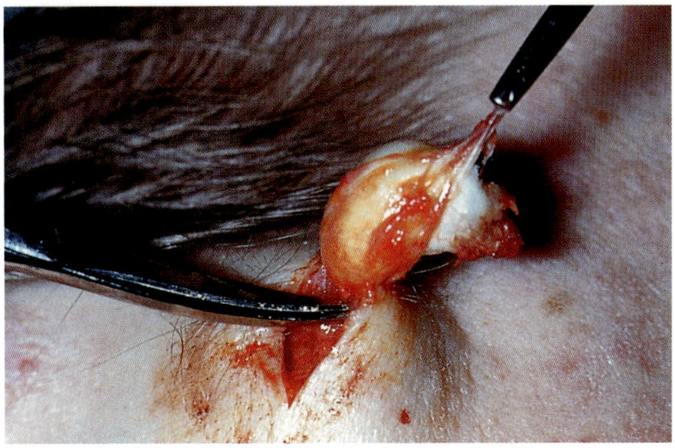

Abb. 41

Stumpfe und scharfe Dissektion, um die Kapsel intakt zu entfernen (präparieren Sie dicht an der Kapsel).

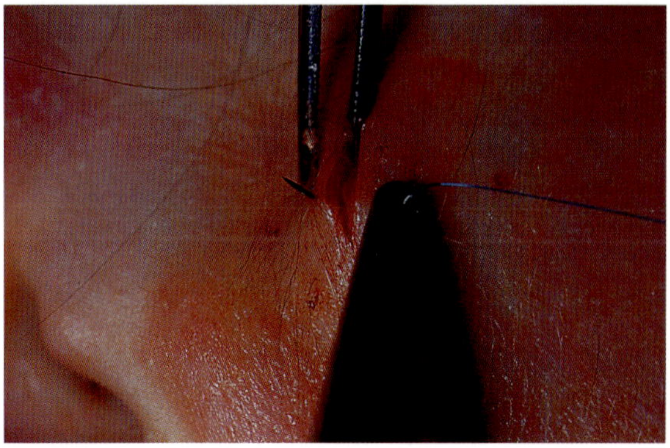

Abb. 42

Die Wunde wird mit 6/0 Prolene verschlossen.

12 Exzision eines Lipoms

Lipome sind Fettgeschwülste, die in verschiedenen Gewebsschichten auftreten können, von relativ oberflächlich in der Subkutis bis tief darunter, der Faszie anliegend. Sie können zu beachtlicher Größe anwachsen und sind gewöhnlich abgekapselt, können aber in mehrgelappter Form auftreten mit fibrösen Bändern, die sie an den Untergrund heften. Die Wahrscheinlichkeit, daß sie maligne entarten, ist begrenzt, und selten können Lipome verkalken. Wenige Patienten können multiple Lipome haben; das kann familiär auftreten. Das Derkum-Syndrom (Adipositas dolorosa) ist eine spezifische Erkrankung, die durch multiple Lipome charakterisiert ist.

Der gewöhnlich weiche, fettige Tumor in der Subkutis macht keine Probleme, aber tiefe Lipome können irrtümlich als andere Veränderungen angesehen werden. Die Differenzialdiagnose umschließt ein Fibroadenom, ein Neurofibrom, eine Talgzyste und Gefäßveränderungen. Lipome können überall im Körper auftreten, einschließlich Kopfhaut, Gesicht, Hände und Rücken.

Gründe für die Entfernung

1. Größe: Einige Lipome können sehr groß werden und erfordern allein wegen der Größe die Entfernung.
2. Druckeffekte: Wenn das Lipom auf umgebende Strukturen drückt und dadurch Symptome verursacht.
3. Kosmetik: Wie bei den Talgzysten.

Chirurgische Prinzipien bei der Entfernung eines Lipoms

Die Abbildungen 43 bis 48 zeigen die Entfernung eines Lipoms aus der Mittellinie des Rückens – Vorsicht bei der Entfernung, denn in diesem Gebiet können Lipome sehr tief reichen.

- Versuchen Sie nicht, sehr große Lipome zu entfernen, z.B. am Gesäß. Die großen Lipome (die in tiefes Gewebe reichen können) sollten am besten im Krankenhaus operiert werden. Lipome der Mittellinie des Rückens reichen oft in die Tiefe und sollten von weniger erfahrenen Chirurgen vermieden werden. Das Gesicht ist auch eine Region, in der Zurückhaltung geboten ist, a. weil die Möglichkeit besteht, während der Präparation den N. facialis zu schädigen und b. wegen des möglicherweise schlechten kosmetischen Resultats. Lipome im Gesicht werden besser den plastischen Chirurgen überlassen. Schließlich sind Lipome in der Axilla oder an den Händen an Spezialisten zu

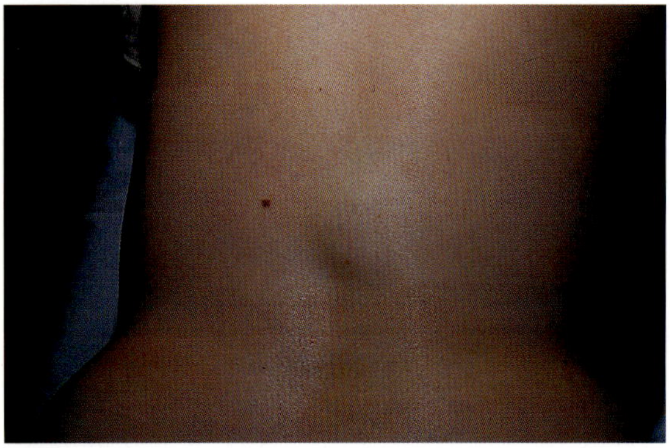

Abb. 43

Ein Mittellinienlipom am Rücken.

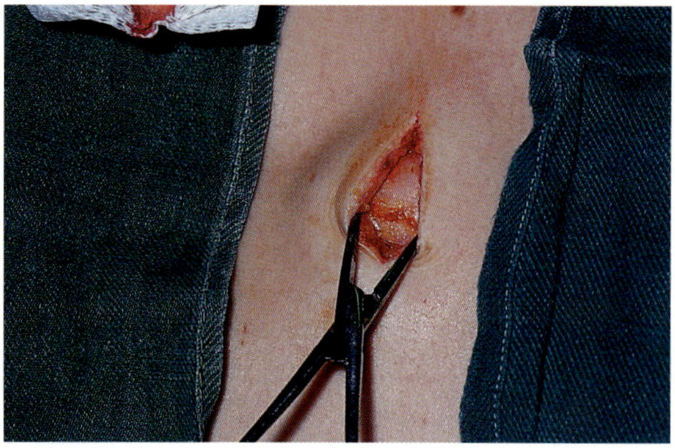

Abb. 44

Inzision bis auf die Kapsel, die durch stumpfe Präparation erweitert wird.

überweisen, wiederum wegen der Gefahr, anliegende Strukturen zu schädigen.

- Entfernen Sie ein Lipom im Ganzen, sonst besteht leicht die Möglichkeit eines Rezidivs.
- Sie können messen, wie tief ein Lipom liegt, indem Sie versuchen, die darüberliegende Haut hochzuziehen: Wenn Haut und superfiziales Fett vom Lipom getrennt werden können, ist es ein tiefes, wenn aber nur die Haut hochgezogen wird, ist es ein oberflächliches Lipom und für die kleine Chirurgie geeignet.
- Es kann sein, daß eine Infiltration des tieferen Gewebes mit Lokalanästhesie erforderlich ist, wenn die Präparation so tief geht.
- Nach Entfernen des Lipoms kann eine große Höhle zurückbleiben. Achten Sie zuerst darauf, daß keine Restblutung vorhanden ist (durch Ligatur oder Kauterisation), und verschließen Sie dann vor dem Wundverschluß mit 4/0 Fäden (vorausgesetzt, daß Sie nicht im Gesicht operieren) den Totraum.

Es ist möglich, daß Sie ein Lipom nicht rundherum freipräparieren müssen. In gewissen Regionen (z.B. am Unterarm) kann es möglich sein, über dem Lipom zu inzidieren und es durch Quetschen der umgebenden Haut mit dem behandschuhten Finger zu entwickeln. Diese Technik ist in den Abbildungen 49 bis 52 dargestellt.

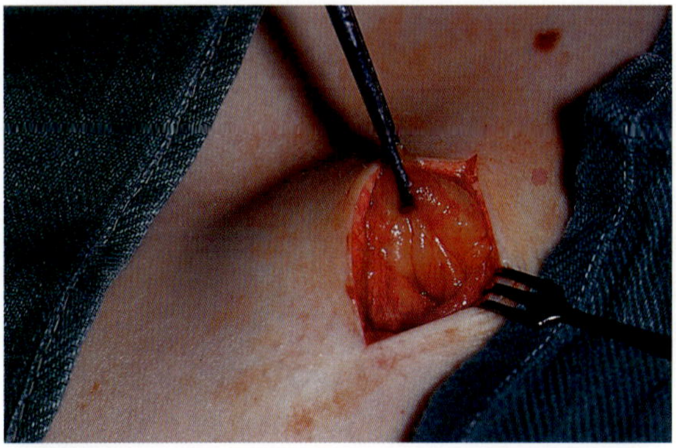

Abb. 45

Das Lipom wird mit der Klemme gefaßt, um die weitere stumpfe und scharfe Dissektion zu ermöglichen.

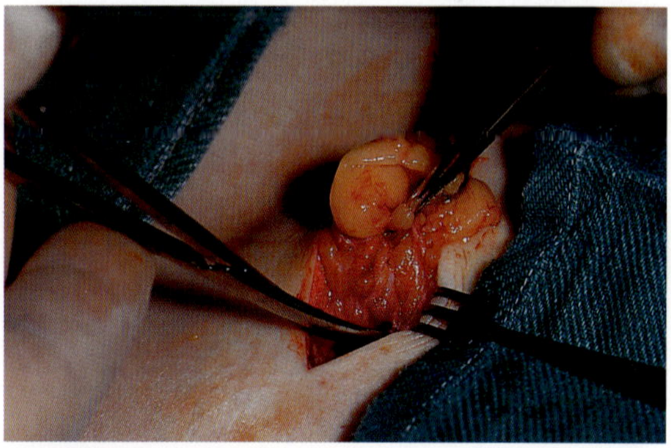

Abb. 46

Die allmähliche Mobilisation des Lipoms.

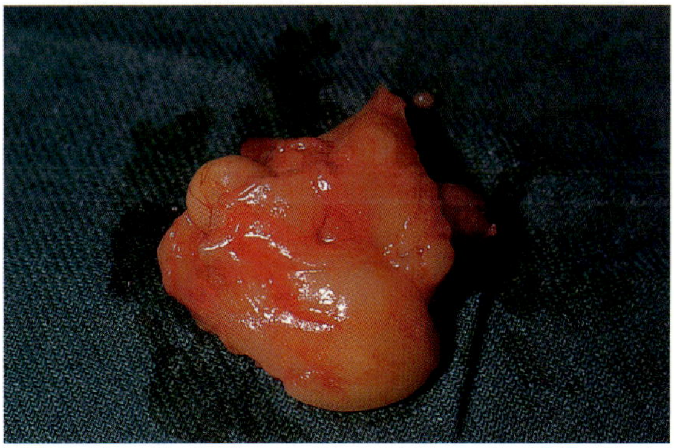

Abb. 47

Das in toto exzidierte Lipom.

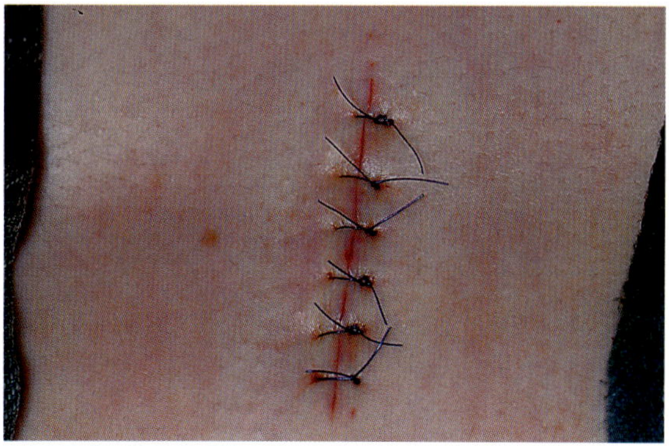

Abb. 48

Wundverschluß mit 4/0 Prolene.

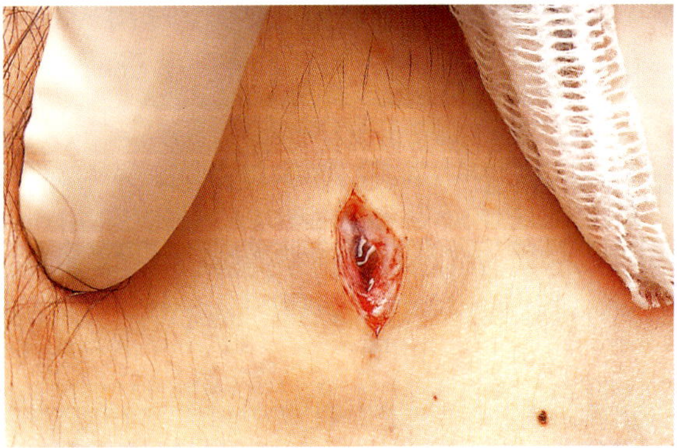

Abb. 49

Inzision bis auf die Kapsel.

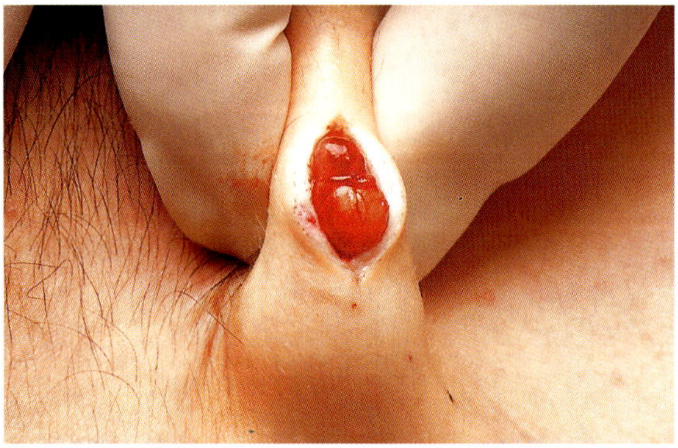

Abb. 50

Sanftes Ausdrücken durch seitliche Kompression.

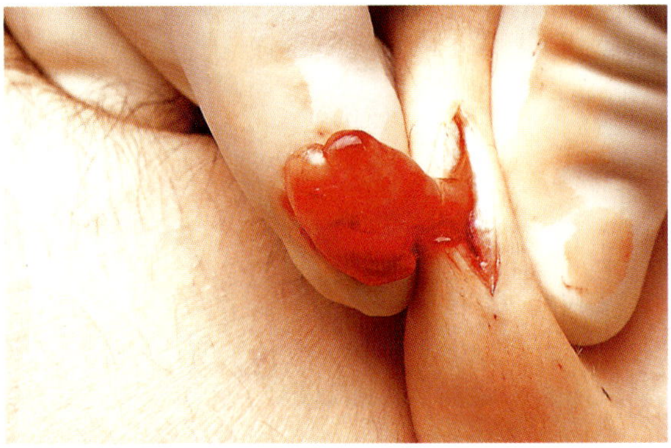

Abb. 51

Ausgestoßenes Lipom.

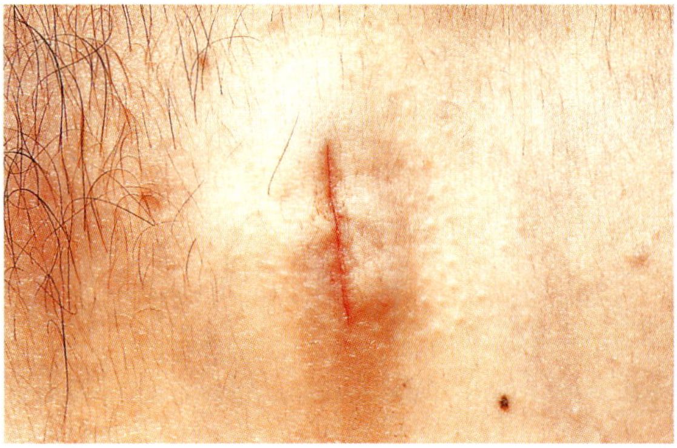

Abb. 52

Verschluß mit subkutanem, farblosem Vicryl.

13 Exzision eines eingewachsenen Zehennagels

Ein eingewachsener Zehennagel wird durch tiefes Eindringen des Nagelrandes in das umgebende Gewebe verursacht, was Entzündung, Infektion und Schmerzen zur Folge hat. Verschiedene Ursachen sind möglich, am bedeutensten ist Druck von unpassendem Schuhwerk, falscher Nagelschnitt (kurz und abgerundet statt gerade) und eine Infektion. Eingewachsene Zehennägel gibt es am häufigsten bei jungen Erwachsenen.

Die Diagnose ist infolge des Erscheinungsbildes augenfällig. Oft sind sekundäre Infektionen und das Entstehen von Granulationsgewebe feststellbar. Am meisten ist die Großzehe betroffen, aber ein eingewachsener Nagel kann an allen Zehen auftreten.

Gründe für die Exzision sind Schmerz und Infektion. Ohne Maßnahmen wird sich die Situation verschlechtern.

Chirurgische Prinzipien bei der Exzision eines eingewachsenen Zehennagels

- Im frühesten Stadium kann das Ablösen des Nagels von dem umgebenden gestörten Gewebe durch einen Baumwollstreifen erfolgreich sein. Jedoch ist in den allermeisten Fällen eine Operation erforderlich.
- Ein unkorrekt behandelter Zehennagel, die nur teilweise Entfernung des Nagels statt der formgerechten Exzision, wird mehr Probleme bringen, als wenn der Nagel belassen worden wäre.
- Eingewachsene Zehennägel können sogar nach einer Operation wieder auftreten. Erklären Sie deshalb den Patienten die Grundlagen guter Nagelpflege nach der Operation (bequeme Schuhe und korrektes Nagelschneiden).
- Eine Infektion der Umgebung ist bei eingewachsenen Zehennägeln eher die Regel als die Ausnahme und bedarf keines operativen Eingriffs. Eine vorangehende Behandlung mit Antibiotika ist gewöhnlich nicht erforderlich, außer bei schlimmster Infektion.
- Als Anästhesie ist eine Leitungsanästhesie (Oberst-Anästhesie) mit 1% Lidocain erforderlich, wie nachfolgend beschrieben. Benützen Sie niemals Adrenalin.
- Zur Behandlung eines eingewachsenen Zehennagels werden verschiedene Techniken benützt. In der Praxis ist die bevorzugte Technik die Keilexzision (Abb. 53–64). Eine totale Nagelentfernung mit Ausrottung des gesamten Stratum germinativum kann gelegentlich bei einem Rezidiv erforderlich sein, und dieses Vorgehen ist in Abbildung 65 bis 72 dargestellt. Schließlich befürworten viele Chirurgen den Einsatz von Phenol, und deshalb wird die Phenolisation ebenfalls diskutiert (Abb. 73–80).

In den Abbildungen 59–61 sind die entscheidenden Schritte der Keilexzision eines eingewachsenen Zehennagels dargestellt. Achten Sie darauf, daß es unbedingt erforderlich ist, die Blutsperre vor Anlage des Verbandes zu entfernen. Routinemäßig sind postoperative Antibiotika nicht erforderlich.

Technik einer Leitungsanästhesie nach Oberst

1. Desinfizieren Sie zuerst die Haut.
2. Für die Blutleere gibt es zwei Möglichkeiten: entweder einen Gummikatheter oder den Fingerteil eines Operationshandschuhs. Bei letzterem besteht die Technik darin, den Handschuhfinger über die Zehe zu ziehen, die Spitze abzuschneiden und den Finger über die Zehe nach hinten zu rollen. Damit wird sowohl das Blut aus der Zehe gepreßt als auch eine Blutsperre erzeugt.
3. Mit einer orangen 25 G x 5/8 Nadel infiltrieren Sie 1 ml 1%iges Lidocain in den Zehenrücken quer über der Strecksehne. Dann führen Sie die Nadel durch das anästhesierte Gebiet an den lateralen und medialen Zehenrand und infiltrieren die Digitalnerven beiderseits mit 2 ml 1%igem Lidocain. Schließlich kann die Nadel noch weiter eingeführt werden, um eine eventuelle plantare Nervenversorgung auszuschalten.

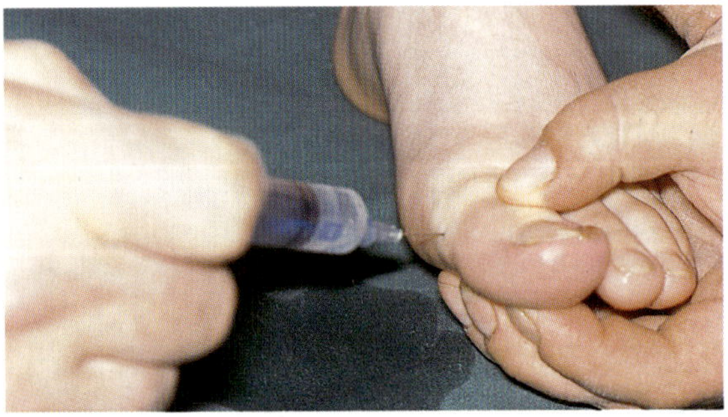

Abb. 53

Anlegen einer Leitungsanästhesie nach Oberst: Infiltration mit 1%igem Lidocain ohne Adrenalin.

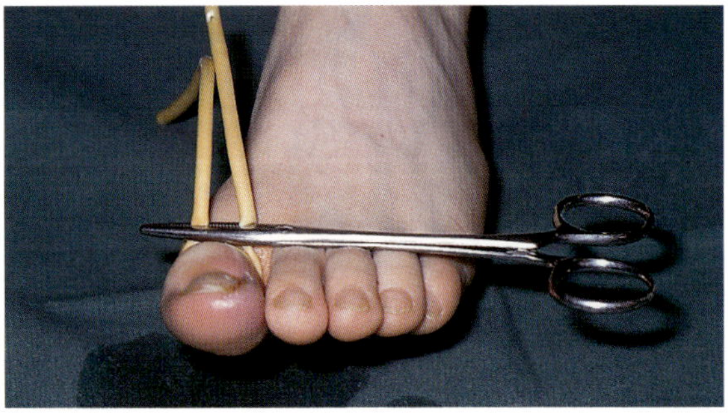

Abb. 54

Anlegen eines Tourniquets (hier ein Katheter).

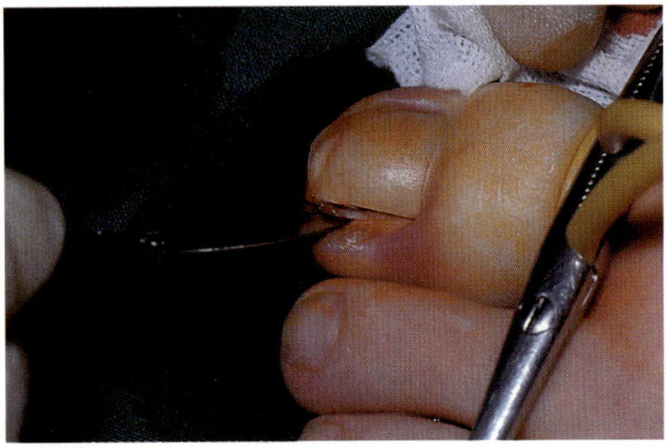

Abb. 55

Inzision durch den Nagel und das Nagelbett.

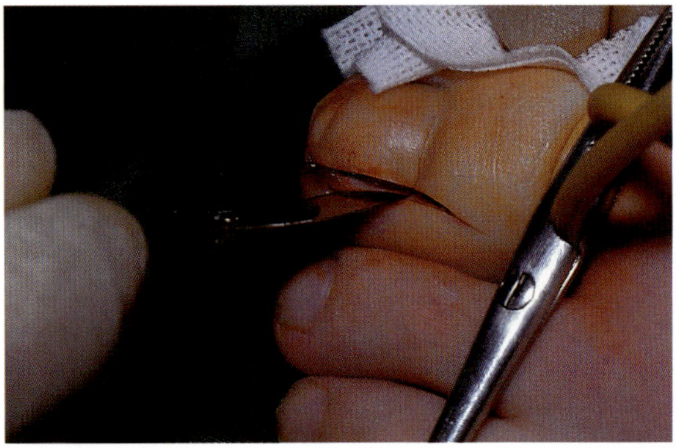

Abb. 56

Ausdehnung der Inzision in die Matrix.

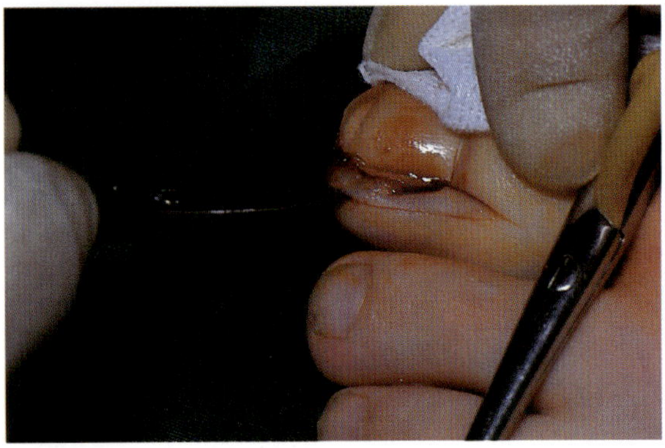

Abb. 57

Keilexzision, um den Nagelrand und das granulomatöse Gewebe zu entfernen.

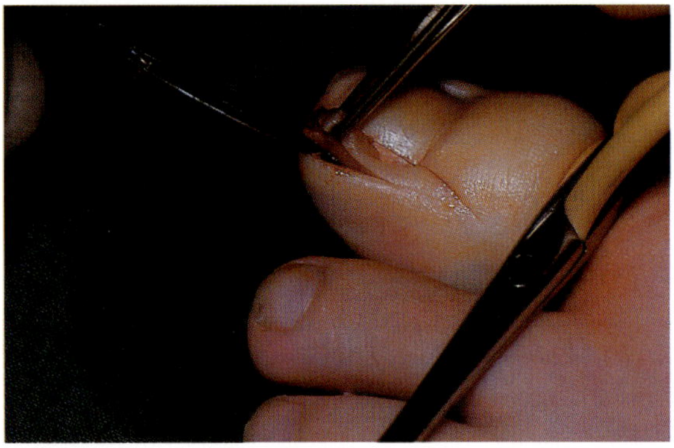

Abb. 58

Anheben des Nagelsegments und Ausschneiden des Nagelbetts.

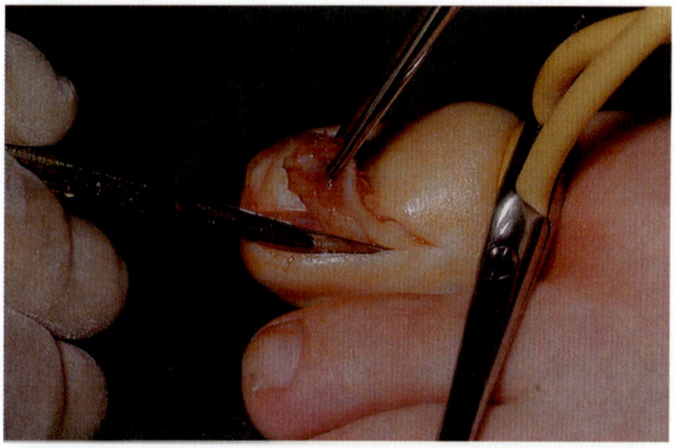

Abb. 59

Präparation, die gewährleistet, daß die ganze Matrix entfernt wird.

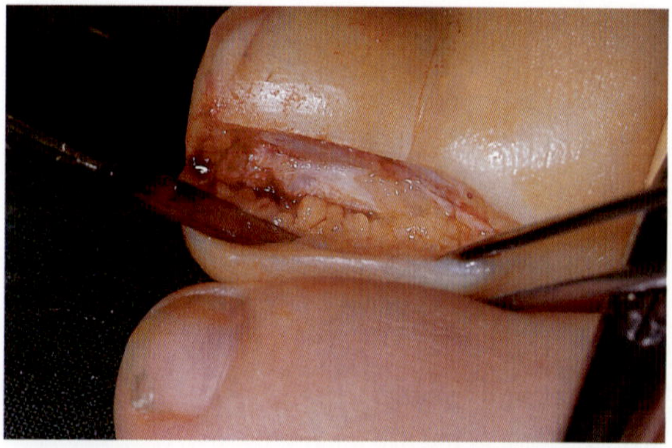

Abb. 60

Der Keil ist jetzt vollständig entfernt.

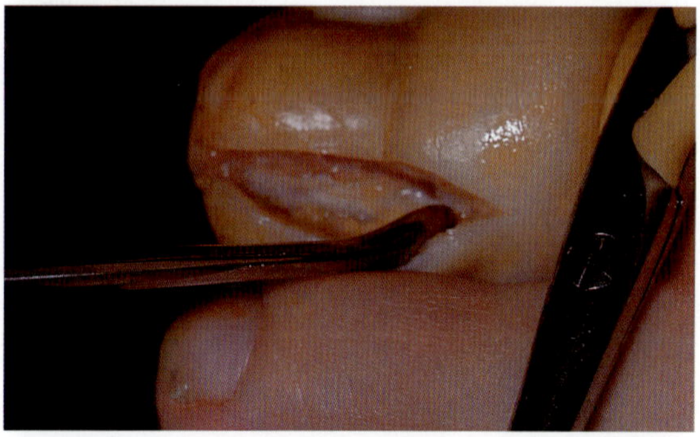

Abb. 61

Durch Kürettage wird sicher gestellt, daß keine Matrix verbleibt.

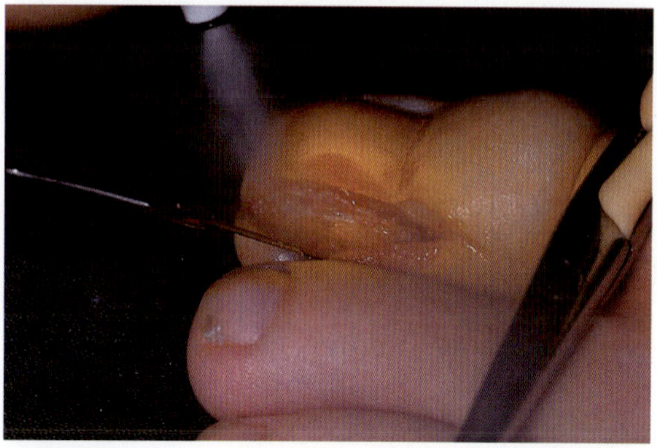

Abb. 62

Aufsprühen von PVP-Jod.

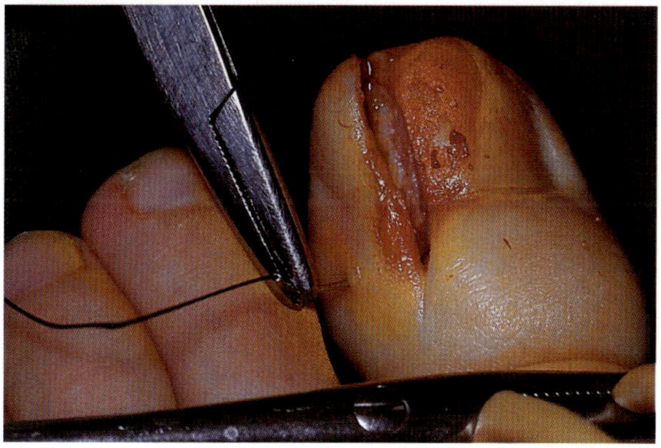

Abb. 63

Naht der Wundecke.

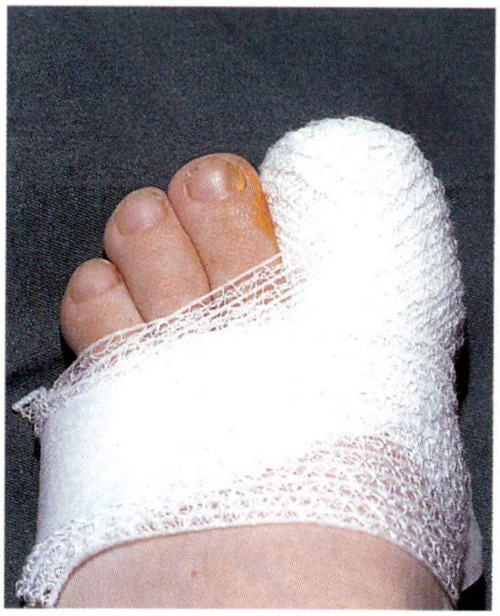

Abb. 64

Nach der Naht wird ein straffer Verband angelegt (überzeugen Sie sich vorher, daß jegliche Blutsperre entfernt ist).

4. Warten Sie mindestens zehn Minuten, um eine sichere Wirkung der Anästhesie zu erreichen, bevor Sie die Operation beginnen.
5. Denken Sie immer daran, die Blutsperre nach Beendigung der Operation zu entfernen!

Verfahren nach Zadek

Bei der Zadek-Operation handelt es sich um ein Verfahren, bei dem der ganze Nagel entfernt und die ganze germinative Matrix ausgerottet wird. Sie soll nicht leichtfertig unternommen werden, und ihr Hauptanwendungsgebiet ist der rezidiviert eingewachsene Zehennagel und die Onychogryposis (Krallennagel) (s. S. 32). Es ist wichtig, die Patienten auszuwählen. Man sollte immer zuerst zwei Keilexzisionen versuchen, bevor man einen Nagel als Rezidiv und für die Zadek-Operation bestimmt erklärt.

Es ist wichtig, dem Patienten klar zu machen, daß das Vorgehen einen dauerhaften Nagelverlust zur Folge hat – manche Patienten glauben irrtümlich, der Nagel wachse wieder nach. Nach einer derartigen Beratung werden einige Patienten das Vorgehen ablehnen (was wieder zeigt, wie wichtig eine eingehende Besprechung mit dem Patienten vor jeder Operation ist). Der Patient sollte auch davor gewarnt werden, daß das Nagelbett einige Monate nach der Operation empfindlich sein kann.

Komplikationen

Vier Komplikationen einer Zadek-Operation sind erwähnenswert:

1. Infektion, wie bei jeder Zehennageloperation
2. Osteomyelitis des Zehenendglieds aufgrund einer Traumatisierung des Knochens infolge einer unangebrachten Technik
3. Ischämie der Zehe infolge zu starker Schnürung durch die Binde (oder den Einsatz von Adrenalin)
4. Rezidiv infolge schlechter Technik.

Die Technik selbst ist relativ eindeutig und wird in den Abbildungen 65 bis 72 gezeigt. Da eingewachsene Nägel so häufig sind, ist sie sicher eine Technik, die Sie Ihrem chirurgischen Repertoir hinzufügen sollten.

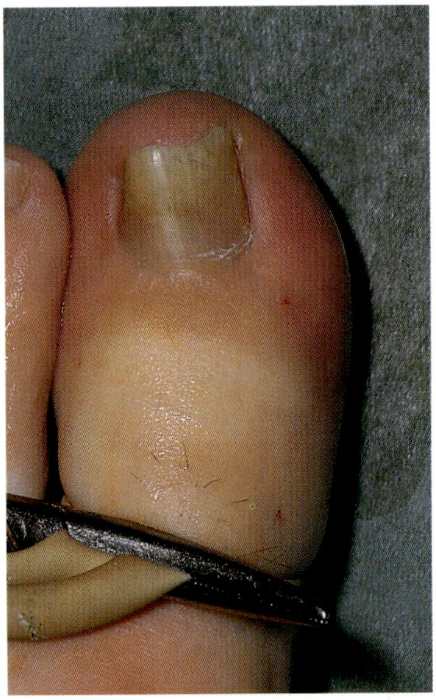

Abb. 65

Der eingewachsene Zehennagel.

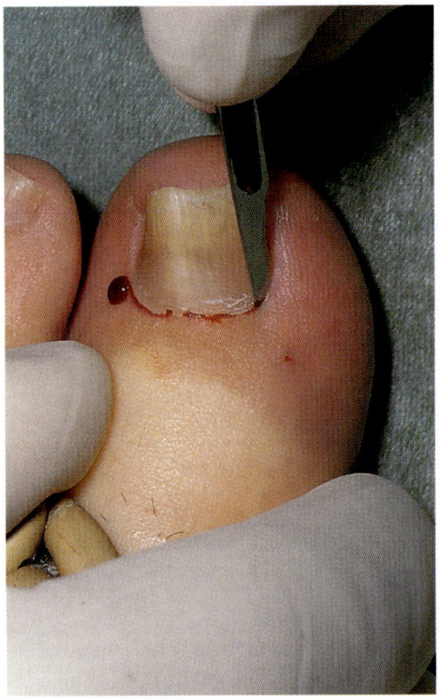

Abb. 66

Inzision des Nagelrandes.

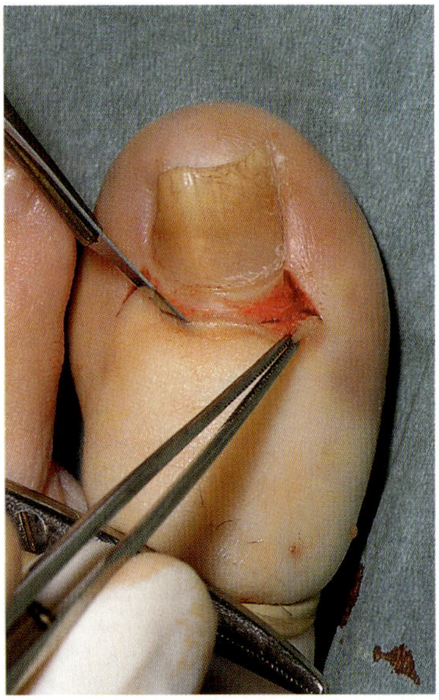

Abb. 67

Aufklappen des Lappens nach proximal.

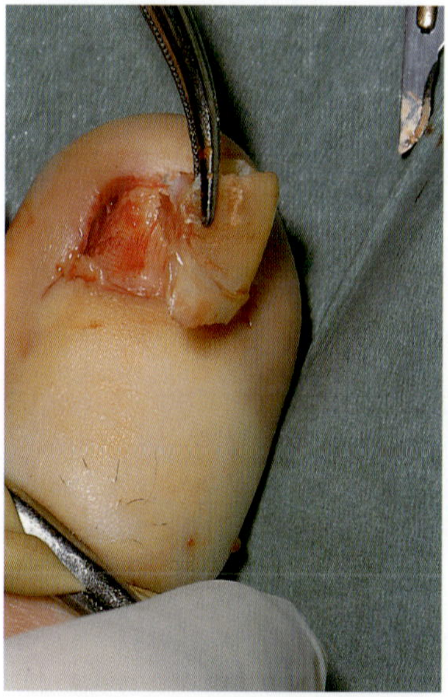

Abb. 68

Der abgehobene Nagel.

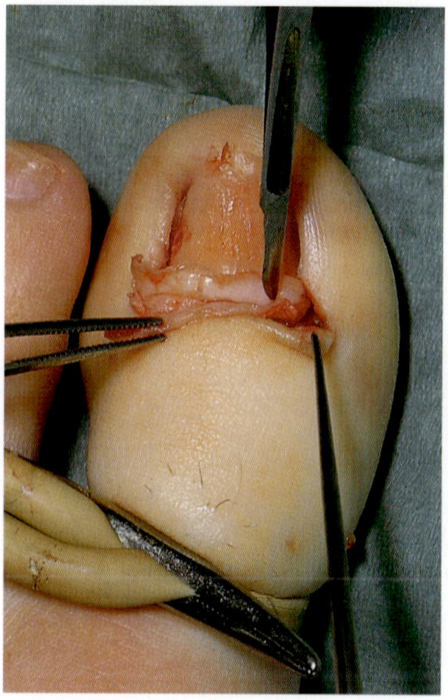

Abb. 69

Exzision der Matrix.

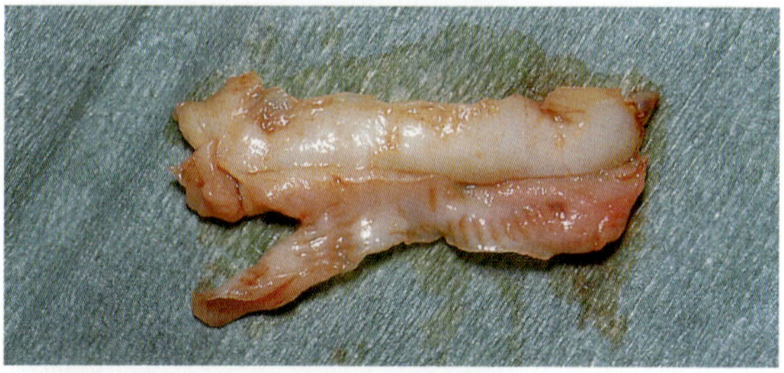

Abb. 70

Die entfernte intakte Matrix.

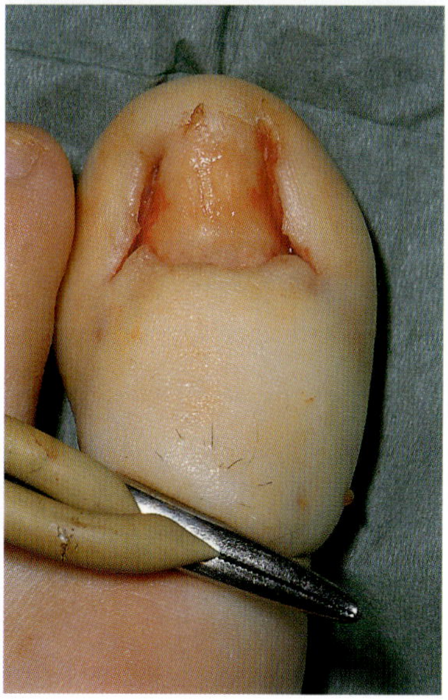

Abb. 71

Das reine Nagelbett.

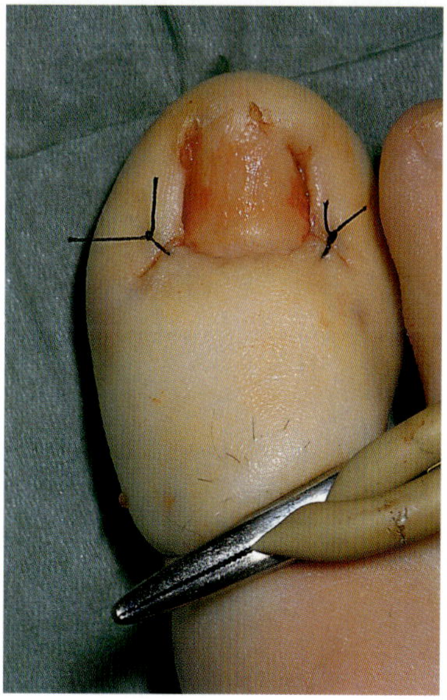

Abb. 72

Ecknähte. Anschließend wird wie bei der Keilexzision verbunden.

14 Phenolisation eines eingewachsenen Zehennagels

Die Phenolisation ist eine Alternative zur Keilexzision eines eingewachsenen Zehennagels. Die chemische Destruktion der germinativen Matrix durch Phenol wurde von vielen als das Mittel der Wahl befürwortet. Die Vor- und Nachteile dieser Technik gegenüber der Keilexzision sind folgende:

Vorteile:

- weniger Gewebszerstörung
- weniger schmerzhaft als Keilexzision
- Blutung ist kein Problem
- Sekundärinfekte sind kein Problem
- kann auch bei bestehendem Infekt durchgeführt werden.

Nachteile:

- Wenn Sie versäumen, das Phenol vollständig zu neutralisieren, kann daraus erheblicher Gewebeschaden und schlechte Wundheilung resultieren.
- Wenn Phenol auf normales Gewebe läuft (sowohl beim Patienten als auch beim Chirurgen), wird es die Haut schwer verbrennen.
- Wenn Sie eine ungenügende Menge Phenol für zu kurze Zeit anwenden, wird die germinative Matrix nicht zerstört, und es wird zu einem Rezidiv kommen.

Prinzipien der Phenolisation eines eingewachsenen Zehennagels

- Tragen Sie immer Handschuhe, um sich vor Hautverbrennung durch Phenol zu schützen. Decken Sie das umgebende Gewebe des Patienten mit Salbe, z. B. Zinkpaste, gut ab.
- Benützen Sie frisch zubereitete 80%ige Phenollösung, nicht die ölige 5%ige Phenolinjektion, wie sie für Hämorrhoiden benützt wird.
- Entfernen Sie vor der Phenolanwendung einen Teil des Nagelrandes bis auf die germinative Matrix, und versichern Sie sich, daß keinerlei Nagelfragmente zurückbleiben. Phenol kann nicht durch Nagelreste hindurch wirken.
- Achten Sie auf ausreichende Phenolisation und Neutralisation nach drei Minuten, um weitere Gewebeschäden zu vermeiden.
- Nach der Neutralisation des Phenols wird die Zehe mit nicht klebendem Verband versorgt und 24 Stunden später nachkontrolliert. Die Zehe wird je nach Erfordernis täglich verbunden und sollte nach einer Woche für die meisten Aktivitäten einsetzbar sein.

Die Abbildungen 73 bis 80 zeigen die Technik der Phenolisation eines eingewachsenen Zehennagels.

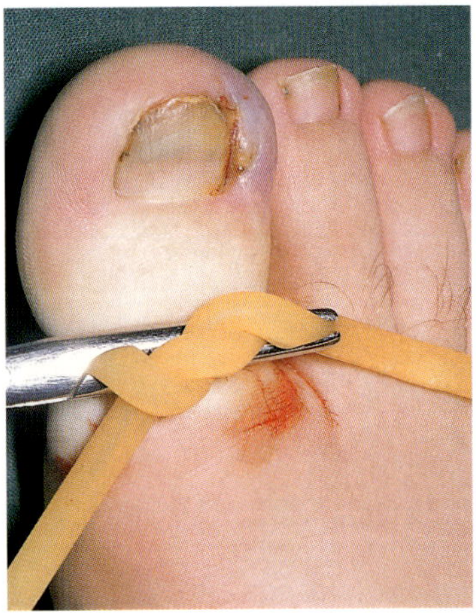

Abb. 73

Blutsperre an der Großzehe.

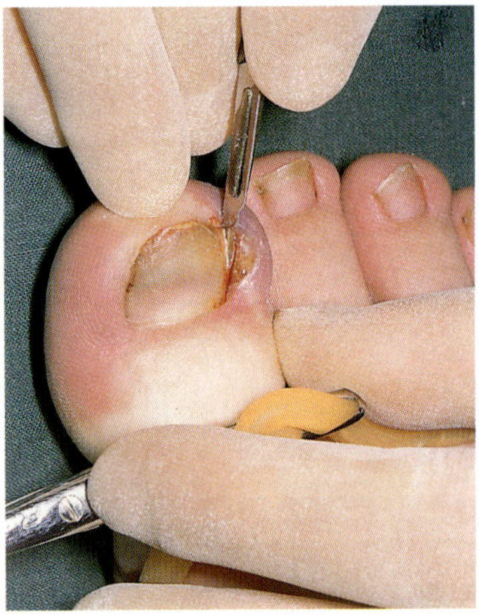

Abb. 74

Seitliche Inzision des Nagels.

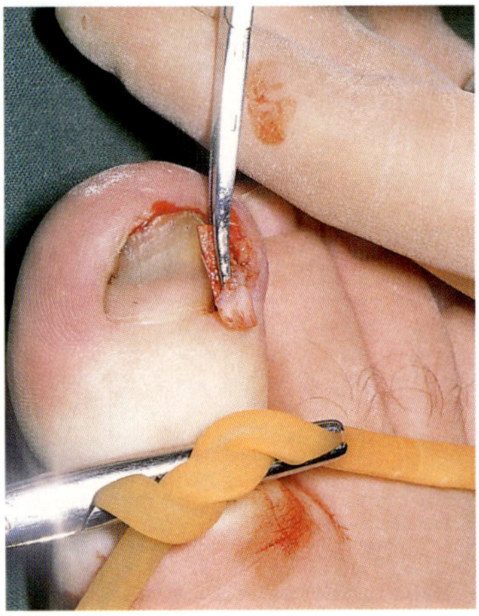

Abb. 75

Der abgehobene Nagelteil.

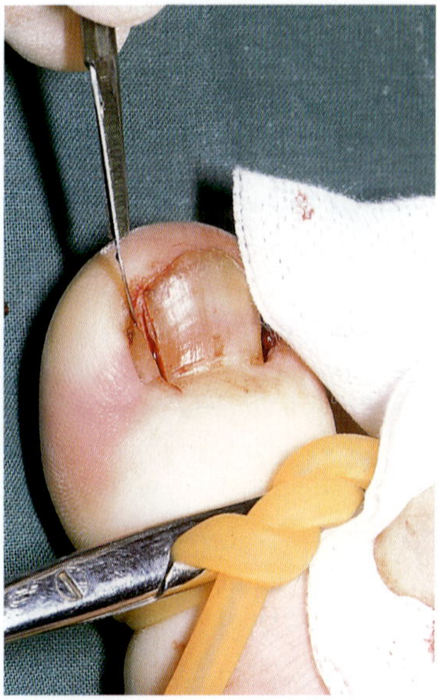

Abb. 76

Der mediale Teil des Nagels wird inzidiert und abgehoben.

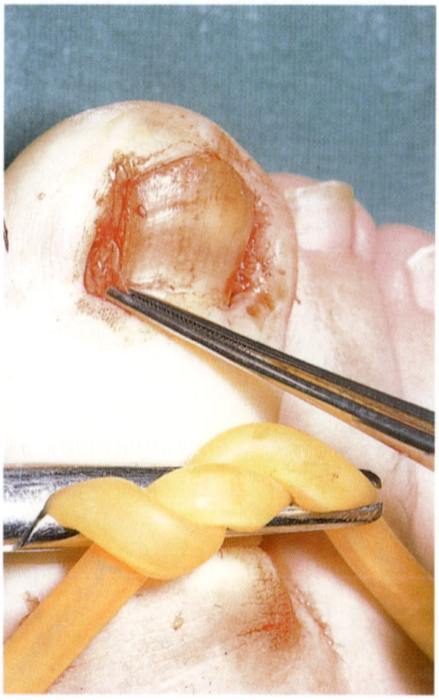

Abb. 77

Die von Gewebsteilchen gereinigte resultierende Fläche.

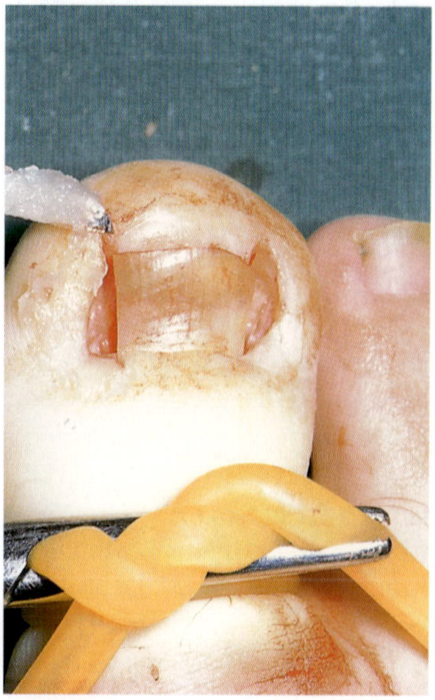

Abb. 78

Das umgebende Gewebe wird durch Abdeckung mit Salbe geschützt.

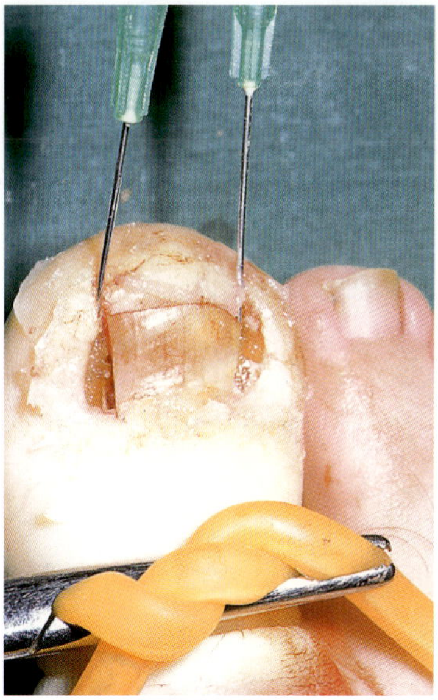

Abb. 79

Ein Baumwollfaden wird um eine grüne Nadel gewickelt, in Phenol getaucht und drei Minuten lang auf die Matrix gehalten.

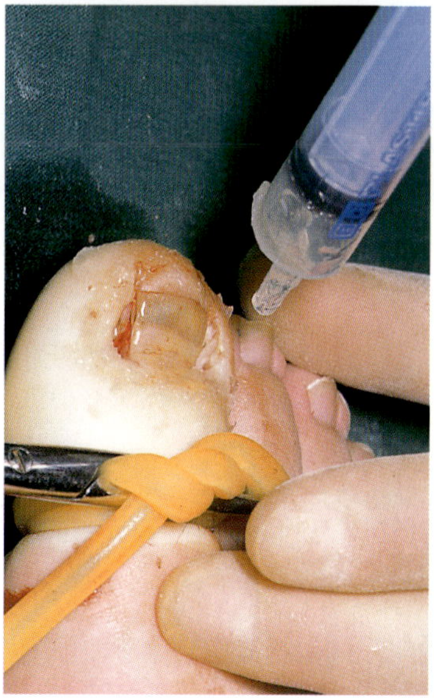

Abb. 80

Das Phenol wird mit Kochsalzlösung oder Alkohol neutralisiert.

15 Onychogryposis (Krallennagel)

Die gewöhnliche Erscheinung (Abb. 81–82), besonders bei Älteren, zeigt eine exzessive, andauernde, irreguläre Verdickung des Nagels. Fußpfleger behandeln die kleineren Fälle, aber viele Fälle erfordern eine Operation. Die alleinige Nagelentfernung hat eine hohe Rezidivrate, so daß die chirurgische Behandlung der Wahl die Zadek-Operation nach den für den eingewachsenen Zehennagel bereits beschriebenen Schritten darstellt. Bei einigen Patienten – Ältere mit schlechter peripherer Durchblutung, Diabetiker mit schlechter Wundheilung, Infekt – kann die alleinige Nagelentfernung jedoch das sinnvollste Vorgehen sein. Im Fall einer Infektion kann die definitive Operation erfolgen, wenn der Nagel entfernt und der Infekt drainiert ist. Manche Chirurgen bevorzugen eine Phenolisation des Nagelbetts nach der Nagelentfernung, wir empfehlen aber, um einem Rezidiv vorzubeugen, stets eine förmliche Zadeksche Nagelbettausrottung.

Technik der Nagelentfernung

1. Nach der Desinfektion legen Sie eine Oberst-Leitungsanästhesie, wie sie im Kapitel über die Exzision eines eingewachsenen Zehennagels beschrieben wurde. Benützen Sie kein Lidocain mit Adrenalin!
2. Wenn die Anästhesie wirkt, schieben Sie eine Moskitoklemme unter den Nagel, öffnen die Klemme und lösen so den Nagel vom Bett.
3. Fassen Sie den Nagel mit einer kräftigen Klemme, und drehen Sie ihn, um ihn vom Nagelfalz zu lösen. Zarter Zug sollte den Nagel vollends von der Unterlage lösen. Dabei ist die Blutung gewöhnlich minimal.
4. Reinigen Sie die Wunde von losen Hautpartikeln.
5. Verbinden Sie mit Sofratüll.
6. Wickeln Sie den Fuß. Der Verband sollte sieben Tage lang täglich gewechselt werden.

Zur Zadek-Operation siehe oben, Seite 28.

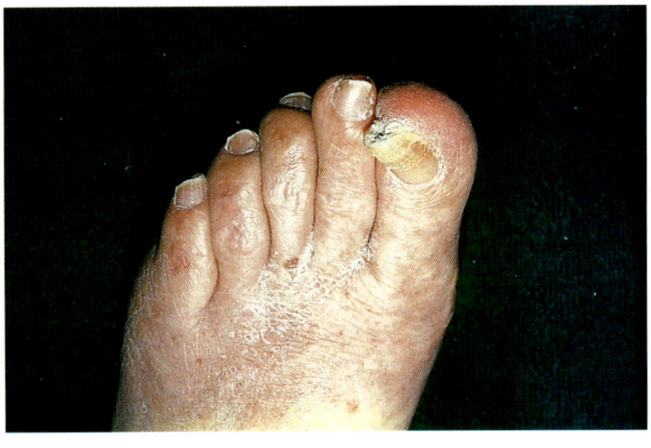

Abb. 81

Onychogryposis des Nagels.

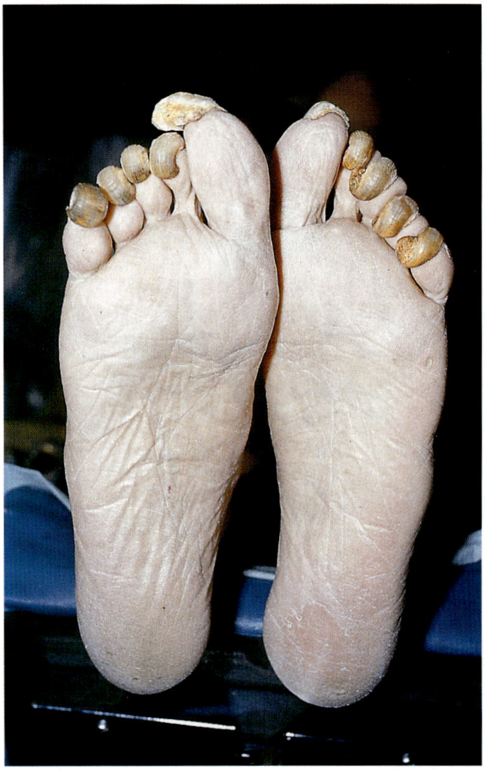

Abb. 82

Ansicht von plantar.

16 Exzision einer Hautveränderung

Es gibt viele Hautveränderungen, die sich für Exzisionen eignen.

Die häufigsten Veränderungen, die im Rahmen der kleinen Chirurgie entfernt werden, sind:

- Hautanhängsel, Papillome, seborrhoische Warzen
- Keratoakanthome
- Hautnaevi
- Histiozytome
- Fibrome
- kalzifizierte Epitheliome
- kleine Hautveränderungen zur Diagnostik.

Viele Hautveränderungen können entweder kauterisiert oder exzidiert werden. Hautnaevi werden am besten exzidiert (Abb. 83); Warzen werden besser kauterisiert. Elektrokauterisation wird für Anhängsel, Papillome und einfache Warzen benützt.

Die Diagnosen sind gewöhnlich augenfällig, aber hüten Sie sich vor undiagnostizierten Pigmentveränderungen (s. u.). Keratoakanthome können leicht mit einem squamösen Zellkarzinom verwechselt werden. Kleine Basalzellkarzinome im Gesicht können im Rahmen der kleinen Chirurgie entfernt werden, während bei größeren der Haut-verschluß schwierig werden kann und sie deshalb Krankenhauseinweisung erfordern.

Die meisten Hautveränderungen können am ganzen Körper auftreten, manche bevorzugen bestimmte Regionen, wie die Histiozytome an den Beinen.

Gründe für die Entfernung

Es gibt drei Hauptgründe:

1. Kosmetik
2. wo die Veränderung stört (Reiben der Kleidung oder eines Gürtels)
3. zur Diagnostik.

Chirurgische Prinzipien bei der Exzision von Hautveränderungen

- Überlegen Sie zuerst die Differentialdiagnose. Wenn der geringste Verdacht auf malignes Melanom besteht, unternehmen Sie nichts weiter

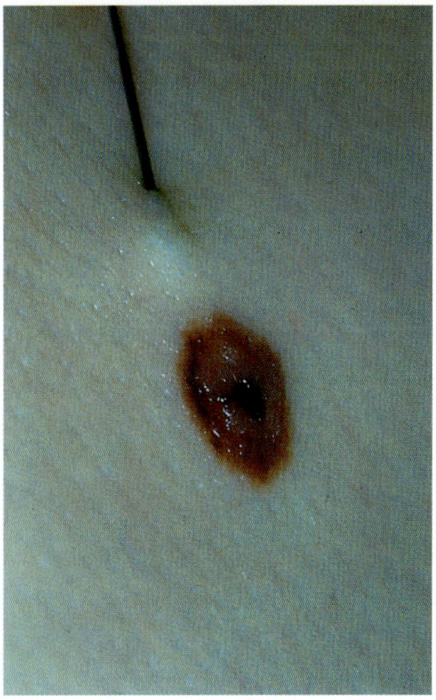

Abb. 83

Ein runder (Hof-) Nävus am Rumpf.

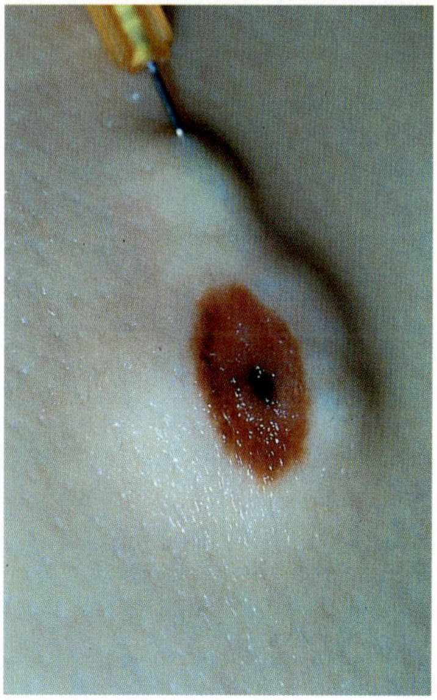

Abb. 84

Weiträumige Infiltration mit 1%igem Lidocain mit Adrenalin.

und überweisen den Patienten dringend an einen Dermatologen.

- Vor der Entfernung infiltrieren Sie großzügig mit Lokalanästhesie (Abb. 84). Warten Sie fünf Minuten vor Beginn der Exzision.
- Arbeiten Sie steril und wenden Sie gute chirurgische Technik an, um unansehliche Narbenbildung zu vermeiden. Legen Sie die Inzision möglichst in eine Hautfalte (Abb. 85–86).
- Senden Sie jede entfernte Hautveränderung zur histologischen Untersuchung.
- Ein guter Hautverschluß ist sehr wichtig: Verschließen Sie im Gesicht mit 6/0 monofilem Faden, ansonsten mit 4/0. Wenn eine klaffende Wunde zurückbleibt, nähern Sie vor der Hautnaht zuerst die Wundränder mit 4/0 Catgut oder farblosem Vicryl an.
- Entfernen Sie die Fäden im Gesicht nach fünf Tagen, ansonsten nach sieben bis zehn Tagen.

Die Technik der Exzision einer Hautveränderung zur Biopsie ist ausführlich auf Seite 66 beschrieben. Die Abbildungen 87 bis 90 zeigen die wichtigen Schritte der chirurgischen Entfernung eines Naevus.

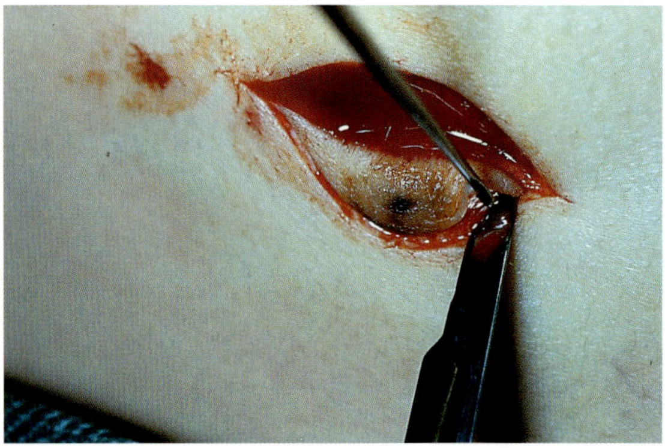

Abb. 85

Elliptische Umschneidung.

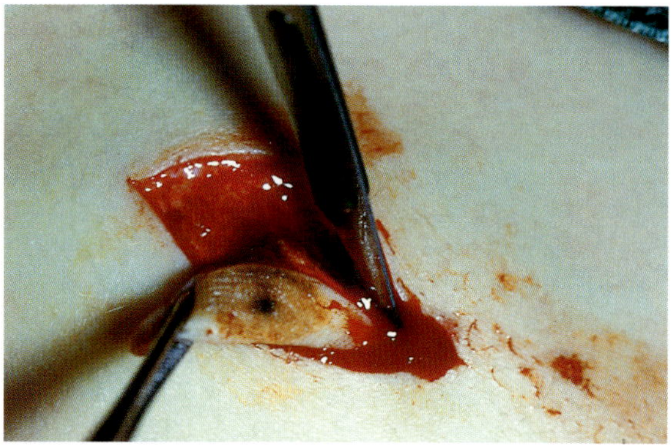

Abb. 86

Scharfe Dissektion bis ins Fettgewebe und Entfernung des Nävus.

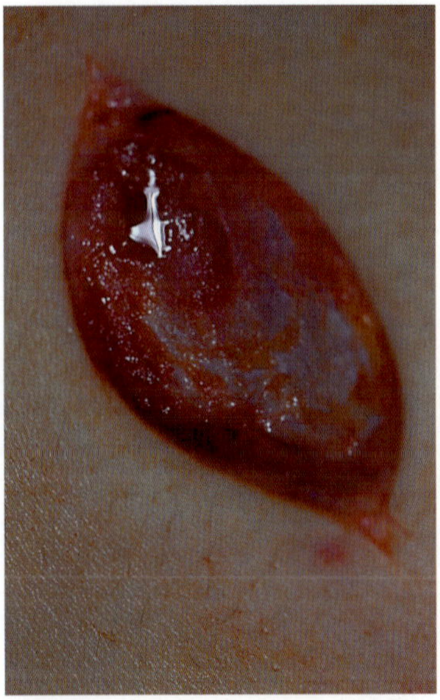

Abb. 87

Der saubere Defekt nach Entfernung des Nävus.

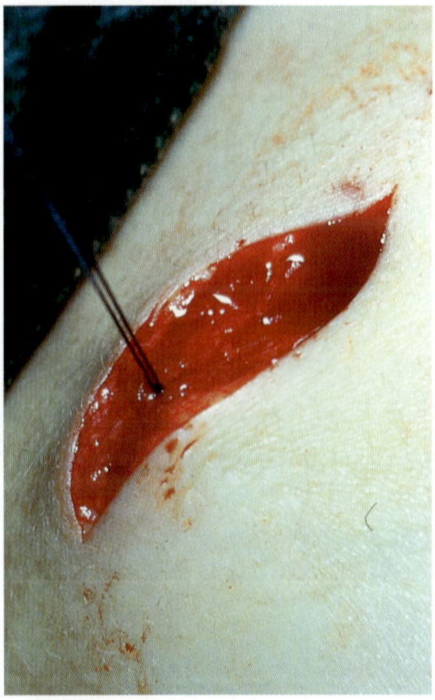

Abb. 88

Anlegen einer subkutanen Vicrylnaht.

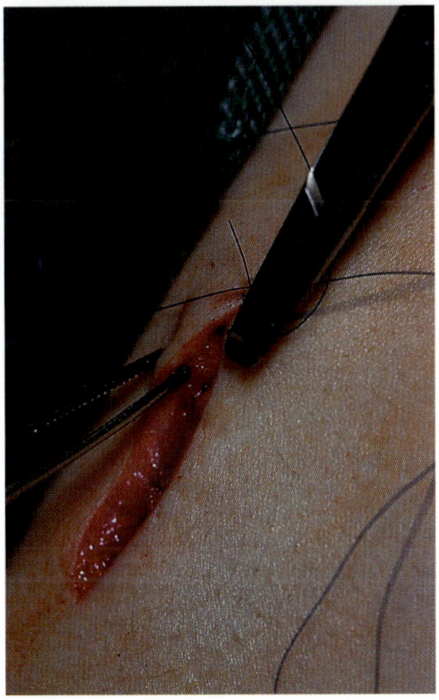

Abb. 89

Wundverschluß mit fortlaufender Prolenenaht.

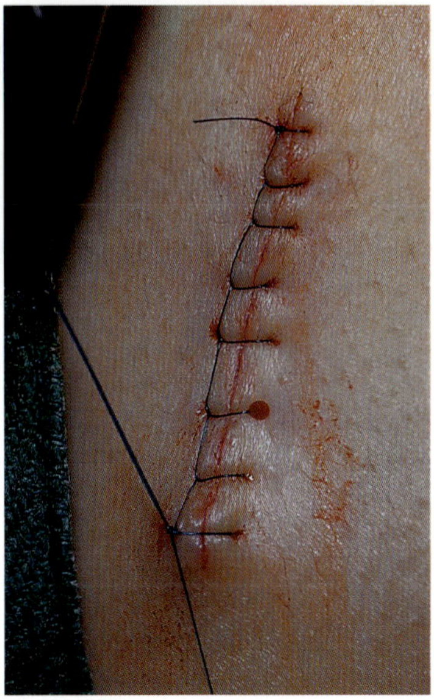

Abb. 90

Das Operationsergebnis.

17 Kauterisation von Warzen, Verrucae planae und anderen Veränderungen

Virusbedingte Warzen gehören zu den häufigsten Objekten der kleinen Chirurgie. Es gibt so viele verschiedene Behandlungsbeschreibungen, wie es Lokalisationen von Warzen gibt. Plantare Warzen sind vielleicht die häufigsten, die einem Praktiker begegnen, und hier sind die meistgebrauchten Alternativen:

- Salizylsalbe, wobei die Warze vor der nächtlichen Anwendung mit Bimsstein oder Schmirgelpapier abgerieben wird
- Kürettage unter Anästhesie mit oder ohne anschließender Kauterisation der Basis der Warze
- Kryokauterisation.

Außer bei jungen Kindern, bei denen eine Kryokauterisation nicht angebracht ist, ist dies das bevorzugteste Verfahren. Die Kryokauterisation kann auch bei Handwarzen, anogenitalen Warzen, Hautanhängsel, Papillomen, Sonnenkeratosen, benignen Naevi und bei Molluscum contagiosum angewandt werden. Das Zurückschneiden der Warze vor der Kryokauterisation kann ein erfolgreicheres Ergebnis erbringen. Seborrhoische Warzen werden oft leichter kürettiert.

Die Technik der Kryokauterisation

Es gibt verschiedene Wege, die Kryokauterisation durchzuführen. Der leichteste ist, ein Wattestäbchen in flüssigen Stickstoff zu tauchen. Leider friert diese Technik nur bis etwa 2 mm tief, selten tief genug für eine ordentliche Behandlung. Natürlich müssen Sie am entsprechenden Tag einen frischen Nachschub an flüssigem Stickstoff zur Verfügung haben. Eine alternative Methode ist ein auf Aerosol basierendes System wie der Histofreezer, der einen Strahl der Flüssigkeit auf den Watteträger spritzt. Aber auch diese Methode ist nur für oberflächliche Veränderungen brauchbar. Bei weitem die befriedigenste Methode besteht darin, sich eine Flüssigstickstoff-Kryosonde/Kryospray anzuschaffen, die die Veränderung in der erforderlichen Tiefe penetriert und durchweg gute Ergebnisse liefert. Sie stellt daher einen unschätzbaren Zusatz zu Ihrer Ausrüstung für die kleine Chirurgie dar. Die Abbildungen 91 bis 94 zeigen die Anwendung einer Kryosonde. Man muß ein Kontaktmittel auf die Veränderung auftragen, um guten Kontakt mit der Sonde zu erreichen.

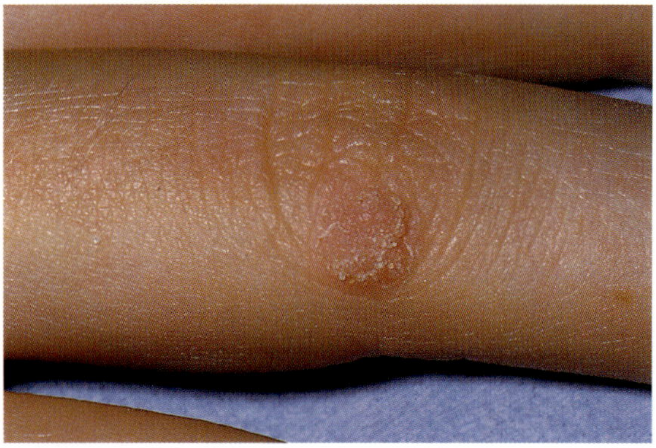

Abb. 91

Eine Warze am Finger.

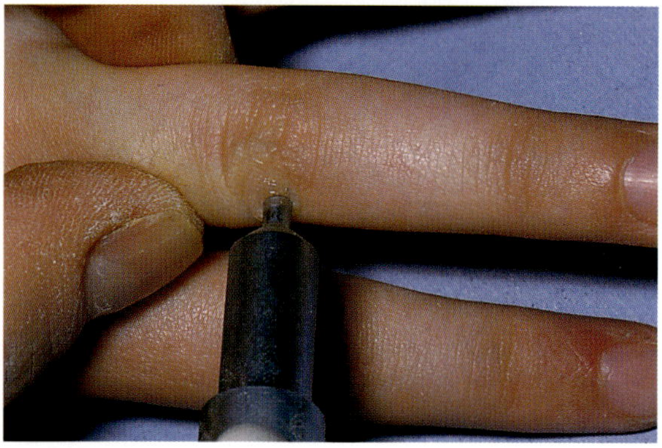

Abb. 92

Angelegte Kryosonde. Applizieren Sie zwei Gefrier-Auftau-Vorgänge.

Bei Kindern wenden wir eine anästhesierende Salbe (Emla-Creme) an, die eine Stunde vorher aufgetragen wird (die Mutter kann sie zu Hause anwenden, bevor sie das Kind in die Praxis bringt).

Patienten, bei denen eine Kryokauterisation durchgeführt wird, sollten ein Blatt mit Beschreibung des Vorgangs erhalten, und insbesondere auf die Tatsache hingewiesen werden, daß Stunden danach ein Kribbeln oder Schmerz auftreten kann, daß außerdem Rötung, Blasenbildung und Schwellung zu erwarten sind und daß die Veränderung in etwa einer Woche überschorfen wird.

Große Warzen können sich der Entfernung hartnäckig widersetzen und erfordern oft mehrere Behandlungen.

Die Technik der Elektrokauterisation

Die Technik der Elektrokauterisation (genauer «Heißdraht-Kauterisation») ist ein weiterer nützlicher Zusatz zur Ausrüstung jener, die kleine Chirurgie betreiben. Dabei wird ein rotglühend heißer Draht zum Durchtrennen und zur Koagulation von Gewebe benützt.

Die Elektrokauterisation steht in vielen Arten zur Verfügung, von einer kleinen Einheit mit Einmalbatterie über aufladbare Vorrichtungen bis zu komplizierteren netzbetriebenen Ausrüstungen (die regelmäßige Überwachung durch einen Elektrotechniker erfordern, um Stromschläge auszuschließen).

Dies ist die billigste Technik, sie ist einfach, sicher und leicht zu bedienen und liefert gute Narben. Sie muß immer mit Lokalanästhesie angewandt werden, mit Ausnahme kleinster Veränderungen. Ihre Koagulation wirkt gegen Blutung, was sie für gestielte Veränderungen, Hautanhängsel oder Papillome besonders wertvoll macht, wobei man nicht nur die Veränderung abtragen, sondern auch durch Anwendung an der Basis Blutstillung erreichen kann.

Man muß sorgfältig darauf achten, daß nicht benachbarte Haut oder andere Strukturen verbrannt werden (z.B. in Gelenknähe). Schließlich muß man sich daran erinnern, abgetragene Veränderungen immer zur Histologie zu senden: Einfache Hautanhängsel und Papillome sind leicht zu identifizieren und sicher zu kauterisieren, wenn aber irgend ein Zweifel besteht, sollte man unidentifizierte Veränderungen nicht durch Elektrokaustik zerstören.

Die Abbildungen 95 bis 98 zeigen die Anwendung der Elektrokaustik zur Entfernung eines kleinen Hämangioms.

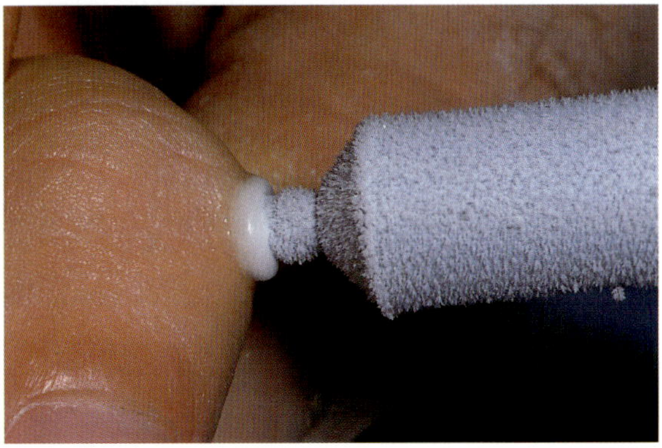

Abb. 93

Ein Eisball von ausreichender Größe.

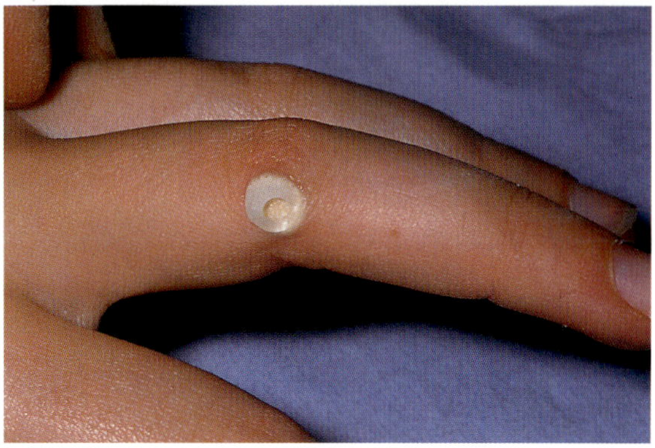

Abb. 94

Der Kreis des gefrorenen Gewebes (achten Sie darauf, nicht in ein Gelenk zu gefrieren).

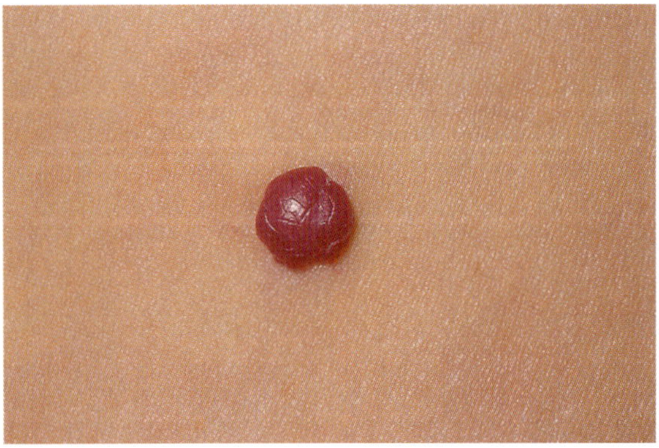

Abb. 95

Ein kleines Hämangiom.

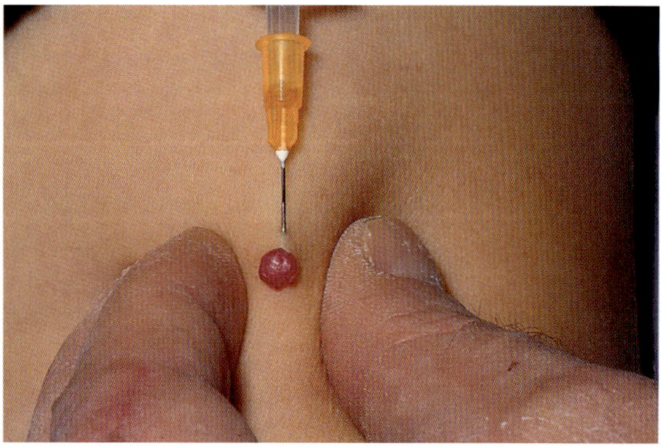

Abb. 96

Infiltration mit Lokalanästhesie.

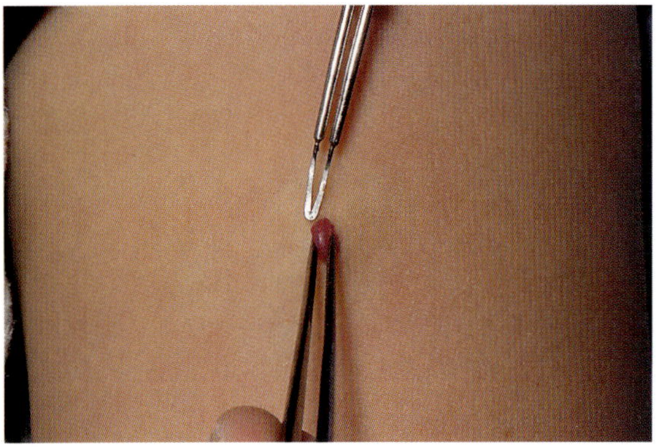

Abb. 97

Die Veränderung wird mit der Pinzette gefaßt und mit dem Thermokauter an der Basis abgetragen.

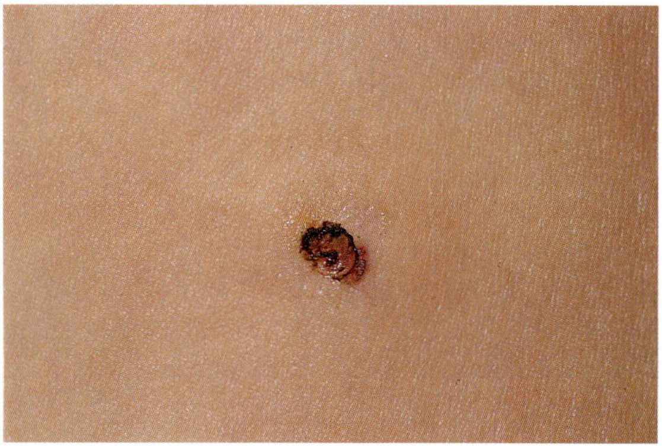

Abb. 98

Es ergibt sich eine kleine Brandstelle, nachdem die Veränderung entfernt ist.

18 Exzision eines Ganglions

Ein Ganglion ist eine gallertartige Zyste, die mit einer Sehnenscheide oder einer Gelenkkapsel in Verbindung steht. Die Verbindung mit der darunterliegenden Sehnenscheide bzw. Gelenkkapsel ist wichtig, weil sie bedeutet, daß die Dissektion und Resektion infolge der darunterliegenden Strukturen nicht einfach ist, und daß Ausdrücken, Injektion, oder der Versuch das Ganglion zu punktieren, in einem Rezidiv enden, da die Zyste von unten nachgefüllt wird.

Ein Ganglion hat eine charakteristische weiche, gelatineartige Konsistenz, die zusammen mit seiner typischen Lage gewöhnlich die Diagnose leicht macht.

Die beiden häufigsten Gegenden für ein Ganglien sind der Fußrücken und das Fußgelenk (Abb. 99). Sie können jedoch im Zusammenhang mit jedem Gelenk oder jeder Sehnenscheide auftreten, z.B. an den Beugesehnenscheiden der Finger.

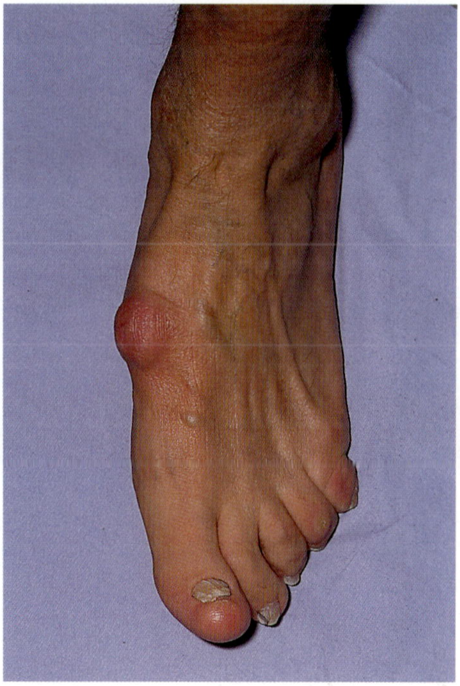

Abb. 99

Ein Ganglion am Fußrücken.

Gründe für die Entfernung

Wenn sie nur völlig harmlose Strukturen sind, die keine Symptome machen, können sie belassen werden. Manche bilden sich spontan zurück. Große Ganglien, die infolge ihrer Größe Drucksymptome machen oder wegen ihrer unakzeptablen kosmetischen Erscheinung stören, können exzidiert werden.

Chirurgische Prinzipien bei der Exzision eines Ganglions

(Abb. 100–102)

- Besprechen Sie vor der Operation die benigne Natur der Ganglien mit dem Patienten, das Für und Wider der Entfernung und die Tatsache, daß trotz bester Maßnahmen Ihrerseits immer die Möglichkeit zu einem Rezidiv besteht.
- Nur Ganglien am Fuß- oder Handrücken sind für kleine Chirurgie in Lokalanästhesie geeignet – Ganglien anderer Regionen werden am besten dem chirurgischen Spezialisten überlassen.
- Überprüfen Sie Ihre anatomische Vorstellung vor der Operation – Sie operieren möglicherweise in

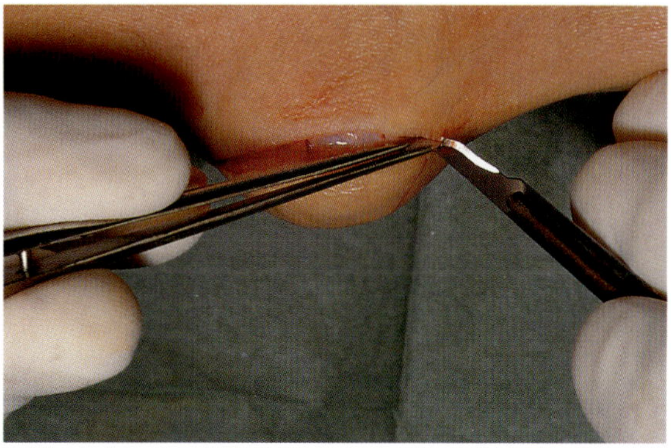

Abb. 100

Nach ausreichender Infiltration mit Lokalanästhesie wird die Inzision so gelegt, daß überschüssige Haut mit entfernt wird.

einem Gebiet, das wichtige Gefäße und Nerven enthält.

- Absaugen und Injektion eines Steroids hat eine höhere Rezidivquote und ist weit weniger effektiv als die chirurgische Entfernung.
- Stellen Sie sicher, daß die Wand des Ganglions vollständig entfernt wird und daß das Ganglion peinlich genau bis zu seinem Ursprung auf der Sehnenscheide oder der Gelenkkapsel hinunter freipräpariert wird, und verschließen Sie den entstehenden Defekt mit resorbierbaren Fäden.

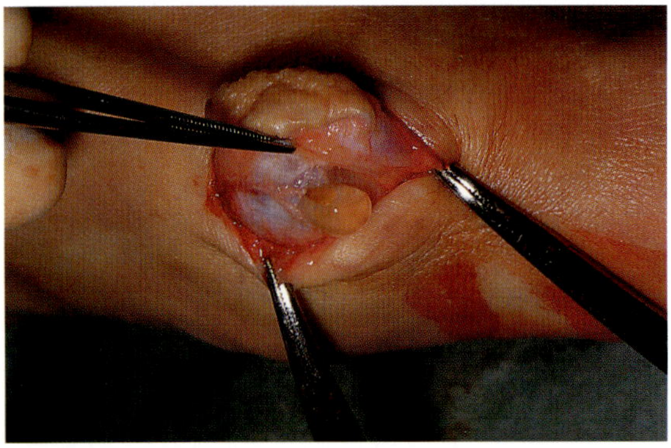

Abb. 101

Durch sorgfältige Präparation wird das Ganglion uneröffnet entfernt. Beachten Sie, daß das Austreten gelatineartigen Materials typisch für ein Ganglion ist.

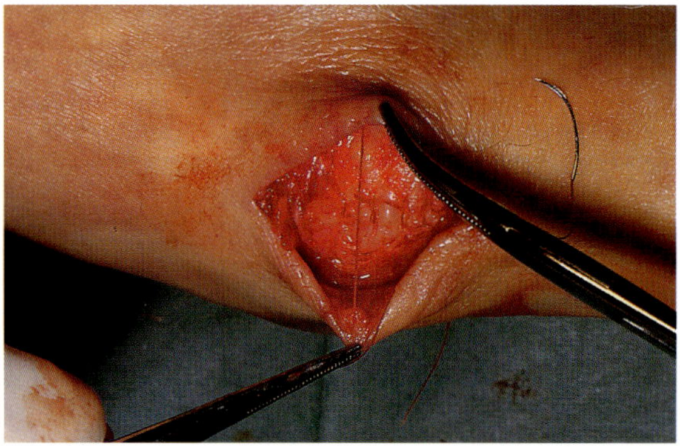

Abb. 102

Nach der Entfernung kann die verbleibende Höhle durch Vicrylnähte verschlossen werden.

19 Die zehn Prinzipien der Gelenkinjektion

1. Stellen Sie eine genaue **Diagnose**. Stellen Sie zuerst eine genaue Diagnose des klinischen Zustandes, der sich zeigt: Ist er so, daß er auf eine Steroidinjektion ansprechen wird? Untersuchen Sie das ganze Gelenk und seine Umgebung, um die Diagnose zu bestätigen, bevor Sie injizieren. Eine Röntgenuntersuchung kann erforderlich sein.
2. Überprüfen Sie Ihr Wissen um die örtliche **Anatomie** vor der Injektion. Vergewissern Sie sich, daß Ihnen die umgebenden Nerven, Sehnen und Blutgefäße bewußt sind. Vielleicht ist es sinnvoll, die Injektionsstelle zu markieren, bevor Sie die Nadel ansetzen.
3. Benützen Sie eine **aseptische Non-Touch-Technik**. Waschen und trocknen Sie Ihre Hände gründlich, reinigen und desinfizieren Sie die Haut sorgfältig, benützen Sie sterile Handschuhe, Abdekkung, Spritzen und Nadeln und nur Einzeldosen-Ampullen des Steroids bzw. Lokalanästhetikums. Benützen Sie eine Kanüle, um das Injektat aufzuziehen, und eine neue sterile zur Injektion.
4. Benützen Sie die **richtige Nadelgröße**. Sie hängt von der Größe des Gelenks ab (s.u.).
5. Benützen Sie das **richtige Präparat**. Zwei langzeitwirksame Depotsteroide sind empfehlenswert: Methylprednisolonacetat oder Triamcinolon-hexacetonid. Diese werden allgemein für Gelenkinjektionen benützt; für einige Weichteilinjektionen kann man die kurzwirksamen Hydrocortisone vorziehen. Die Steroidinjektion kann durchaus vor der Injektion in derselben Spritze mit Lidocain gemischt werden. Das gibt sofortige Schmerzbefreiung, aber der Patient sollte gewarnt werden, daß der örtliche anästhetische Effekt nur etwa zwei Stunden anhält. Die richtige Menge des Steroids und Anästhetikums sollte eingesetzt werden, für größere Gelenke wird ein größeres Volumen gebraucht (s. spezifische Injektionen).
6. Beachten Sie die **Kontraindikationen** der Steroidinjektion:
   - Spritzen Sie nicht in ein infiziertes Gelenk.
   - Spritzen Sie nicht bei einem Patienten mit systemischer Infektion.
   - Spritzen Sie nicht frakturierte oder instabile Gelenke.
   - Spritzen Sie nicht in Gelenke, die Fremdkörper oder Prothesen enthalten.
   - Spritzen Sie nicht in Gelenke oder Gewebe von Patienten mit Blutungsübeln oder antikoagulierten Patienten.
   - Spritzen Sie nicht deutlich immunsupprimierte Patienten.
   - Spritzen Sie nicht Patienten mit vorausgegangener Überempfindlichkeit auf das Injektat.
   - Geben Sie acht bei gewichtstragenden Gelenken (Hüfte, Knie, Fußgelenk).
7. **Erklären** Sie dem Patienten:
   - daß der Schmerz 24 bis 48 Stunden nach der Injektion schlimmer oder unverändert sein kann, bis die Steroidwirkung eintritt.
   - die Wichtigkeit, jede Komplikation zurückzumelden, einschließlich Rötung, Überwärmung oder Schwellung des Gelenks oder andere Zeichen einer möglichen Infektion (Pyrexie).
   - Diabetiker sollten darauf aufmerksam gemacht werden, daß die Steroidinjektion ihren Diabetes für drei bis vier Tage destabilisieren kann.
8. **Warten** Sie mindestens drei bis vier Wochen zwischen den Injektionen. Eine Steroidinjektion sollte nicht innerhalb eines Monats wiederholt werden. Begrenzen Sie die Injektionen eines einzelnen Gelenks/Weichgewebes auf drei im Jahr.
9. Achten Sie genau auf **Komplikationen** von Steroidinjektionen:
   - Infektion
   - Verletzung von Nerven, Sehnen (einschließlich Sehnenruptur), Blutgefäßen
   - lokale Hautatrophie
   - Hautdepigmentierung
   - Gewebe- oder Gelenkschaden als Folge wiederholter Injektion
   - Systemische Resorption des Steroids – selten ein Problem, kann aber den Diabetes eines Patienten für drei bis vier Tage stören.
10. Kennen Sie Ihre **Grenzen**. Führen Sie nur Maßnahmen durch, die Sie korrekt beherrschen. Wenn Sie über eine Injektion unsicher sind, versuchen Sie sie nicht!

20 Injektion des Schultergelenks

Zu den Indikationen zur Injektion zählen das Rotatorenmanschetten-Syndrom, die Supraspinatus-Tendinitis, die subakromiale Bursitis, die adhäsive Kapsulitis (frozen shoulder) und die Subluxation des Akromioklavikulargelenkes.

Diagnosestellung

Das Rotatorenmanschetten-Syndrom, die Supraspinatus-Tendinitis und die subakromiale Bursitis sind Veränderungen, die bei Abduktion des Armes das charakteristische Syndrom des schmerzhaften Bogens erzeugen. Sie sprechen gewöhnlich auf eine Injektion der subakromialen Bursa an.

Die adhäsive Kapsulitis beginnt mit einer zunehmenden schmerzhaften Versteifung des Gelenks und schreitet in ein Stadium fort, in dem die Versteifung deutlicher ist als der Schmerz. Die Rotation ist charakteristisch ebenso eingeschränkt wie die Abduktion, weshalb man auch von «frozen shoulder» spricht. Die Kapsulitis erfordert eine Injektion in das Glenohumeralgelenk.

Die Subluxation des Akromioklavikulargelenkes zeigt sich als Schmerz oder Empfindlichkeit des Gelenkes. Sie ist eine häufige Sportverletzung; eine Röntgenuntersuchung ist zur Erhärtung der Diagnose hilfreich.

Vor der Injektion erheben Sie eine sorgfältige Anamnese, und prüfen Sie auf eingeschränkte oder schmerzhafte Abduktion und/oder Rotation des Schultergelenks. Achten Sie auf fortgeleiteten Schmerz, besonders vom Nacken – prüfen Sie die Beweglichkeit im Nacken, die Bizepsreflexe, und schließen Sie für die Schultereckanästhesie jede pathologische Veränderung im Halsbereich aus. Denken Sie an andere Ursachen für eine schmerzhafte Schulter, wie Polymyalgia rheumatica, infektiöse oder rheumatoide Arthritis und Gicht. Ein akutes Auftreten von Schulterschmerzen kann im Zusammenhang mit Herz- oder Lungenerkrankungen stehen. Wenn Sie den geringsten Zweifel an der Diagnose haben, veranlassen Sie sachdienliche Untersuchungen. Wenn das Bild nicht eindeutig ist, lohnt sich gerade bei der Schulter eine Röntgenuntersuchung – besonders weil die Schulter ein häufiger Ort für Metastasen ist. Erinnern Sie sich, daß ein Diabetes anfänglich mit Schulterschmerzen einhergehen kann – testen Sie den Urin!

Nadeln und Vorbereitung zum Einsatz

Benützen Sie eine grüne 21 G x $1^1/_2$ Nadel. Für die subakromiale Bursa verwenden Sie 2–3 ml 1%iges Lidocain, gemischt mit 1 ml (40 mg) Methylprednisolon. Für das Glenohumeralgelenk benötigen Sie ein größeres Volumen: 5 ml 1%iges Lidocain mit 40 mg Methylprednisolon. Für das Akromioklavikulargelenk verwenden Sie 0,5 ml des 1%igen Lidocain mit 40 mg Methylprednisolon.

Injektionstechnik

- Für die subakromiale Bursa identifizieren Sie die Spitze des Akromions und palpieren den Spalt zwischen Akromion und Humeruskopf. Dieser Spalt, gerade unter dem Akromion, kann vor der Hautreinigung mit dem Fingernagel markiert werden. Die Injektion sollte leicht sein, wenn man lateral eingeht und die Nadel gerade unter der Akromionspitze in die Bursa gleiten läßt (Abb. 103), ohne auf Knochenwiderstand zu stoßen.
- Für das Glenohumeralgelenk ist der posterolaterale Zugang der leichteste (Abb. 104). Identifizieren Sie die Spina scapulae, und folgen Sie ihr, bis sie zur Bildung des Akromions umbiegt. Etwa 2 cm unterhalb und medial dieses Punktes sollte die Stelle des Nadeleintritts sein, wobei die Nadel in Richtung auf das Sternoklavikulargelenk zeigen soll. Die Nadel wird langsam vorgeschoben, bis Sie das Gefühl ihres Eintritts durch die hintere Gelenkkapsel ins Gelenk spüren (Abb. 105). Wenn ein Knochen getroffen wird, ziehen Sie die Nadel geringfügig zurück, und korrigieren Sie ihre Position.
- Für das Akromioklavikulargelenk injizieren Sie direkt ins Gelenk, das am distalen Ende der Clavicula liegt (Abb. 106).

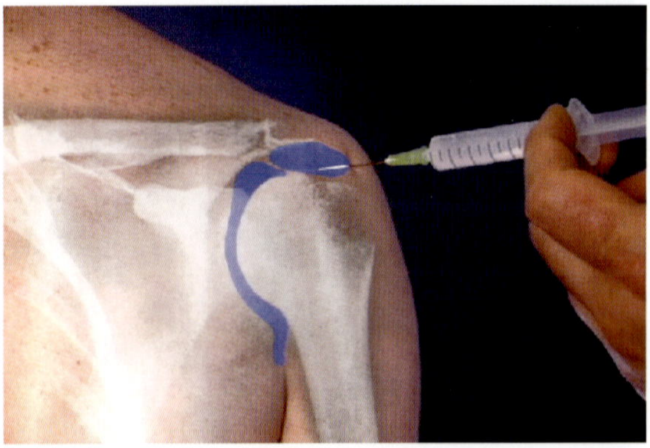

Abb. 103

Die schematische Darstellung zeigt die Steroidinjektion in die Bursa subacromialis.

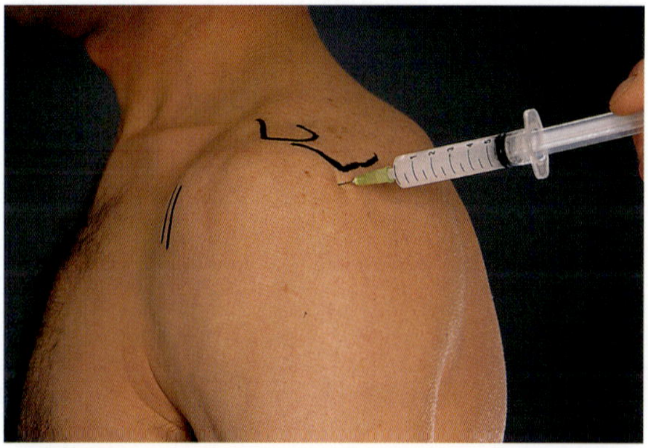

Abb. 104

Der postolaterale Zugang zum Schultergelenk.

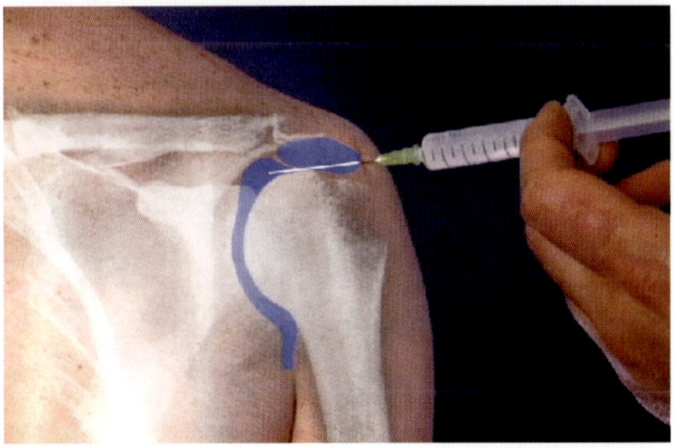

Abb. 105

Die schematische Darstellung zeigt eine Steroidinjektion in das Glenohumeralgelenk.

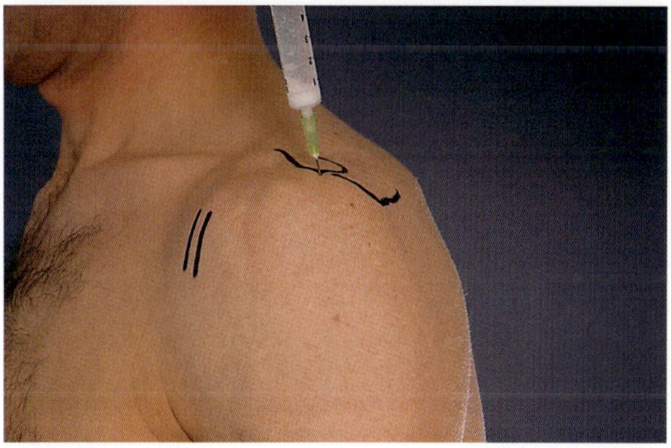

Abb. 106

Das Akromioklavikulargelenk wird mit einem Steroid injiziert. Es gibt verschiedenste Gelenkerkrankungen, die auf eine Steroidtherapie ansprechen.

21 Injektion einer Bizepstendinitis

Die Bizepstendinitis zeigt sich als Schmerz oder Überempfindlichkeit im Bizepskanal und spricht gut auf lokale Injektion an. Benützen Sie eine grüne 21 G x $1^1/_2$ Nadel und 2–3 ml eines 1%igen Lidocain, gemischt mit 1 ml (40 mg) Methylprednisolon.

Injektionstechnik

Lokalisieren Sie den Bizepskanal und führen Sie die Nadel an ihm entlang von oben nach unten ein (Abb. 107–108), und injizieren Sie das Sehnengebiet. Der Injektionsfluß sollte zart, ohne jeden Widerstand, sein – wenn es nicht leicht fließt, ziehen Sie die Nadel zurück und führen sie erneut ein. Injizieren Sie nicht unter Druck – es besteht die Gefahr der Sehnenruptur, wenn Sie direkt in die Sehne injizieren, daher sollten Sie ganz vorsichtig vorgehen.

Nach der Injektion sollte Physiotherapie verordnet werden.

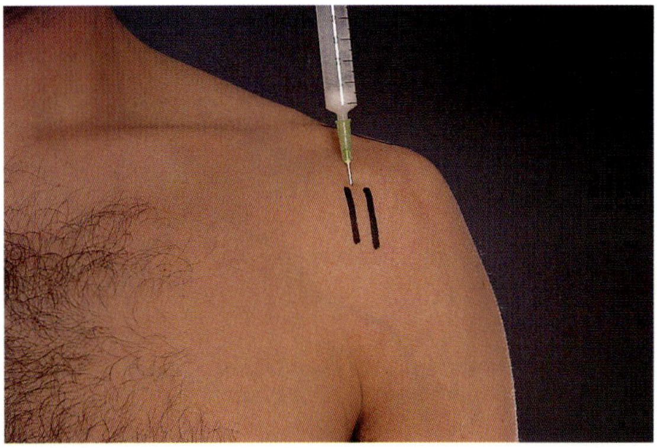

Abb. 107

Injektion bei einer Tendinitis bicipitalis.

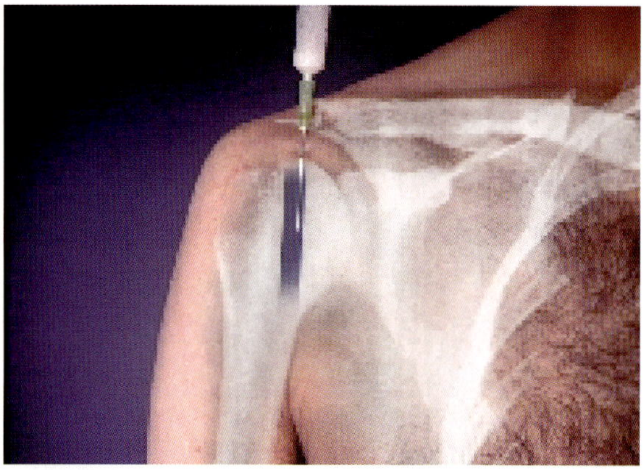

Abb. 108

Die schematische Darstellung zeigt eine Injektion in den Sulcus bicipitalis bei der Tendinitis bicipitalis.

22 Injektion eines Tennis- oder Golfer-Ellbogens

Der Tennis-Ellbogen ist eine klare Diagnose, die sich durch Schmerz und örtliche Druckempfindlichkeit am lateralen Epikondylus an der Stelle des gemeinsamen Ursprungs der Strecker zeigt. Die Diagnose kann durch Schmerzauslösung bei Dorsalflexion gegen Widerstand im Handgelenk bestätigt werden. Beachten Sie, daß beim Tennisellbogen das Gelenk normal aussieht und keine Bewegungseinschränkung besteht. Wenn auch die Injektion die Behandlung der Wahl ist (Abb. 109), können Sie einen Versuch mit einer Epikondylitisbandage, Physiotherapie und Ultraschall machen, wenn der Patient die Injektion verweigert. Einige Patienten, die nicht ansprechen, brauchen eine Operation.

Beim Golfer-Ellbogen ist der Druckpunkt auf dem medialen Kondylus, am gemeinsamen Ursprung der Flexoren. Die Diagnose kann durch Schmerzauslösung bei Palmarflexion gegen Widerstand im Handgelenk bestätigt werden. Identifizieren Sie den Nervus ulnaris (der in einem Kanal hinter dem medialen Kondylus liegt) sicher vor der Injektion, so daß Sie sich über seinen Verlauf voll im klaren sind.

Nadel und Vorbereitung

Benützen Sie eine orange 25 G x 5/8 Nadel mit 1–2 ml 1%igem Lidocain und 1 ml (40 mg) Methylprednisolon. Einige Autoren benützen nur Hydrocortison als Steroid zur Injektion, wegen des Problems der Fettatrophie und Depigmentierung. Jedoch ergeben die länger wirksamen Depotsteroide bessere Ergebnisse, und sie verursachen, wenn sie tief genug injiziert werden, selten merkbare Atrophie oder Depigmentierung.

Injektionstechnik

- Tennis-Ellbogen (Abb. 109, 110). Vor der Injektion machen Sie den Patienten darauf aufmerksam, daß es schmerzen kann und daß die Schmerzen für

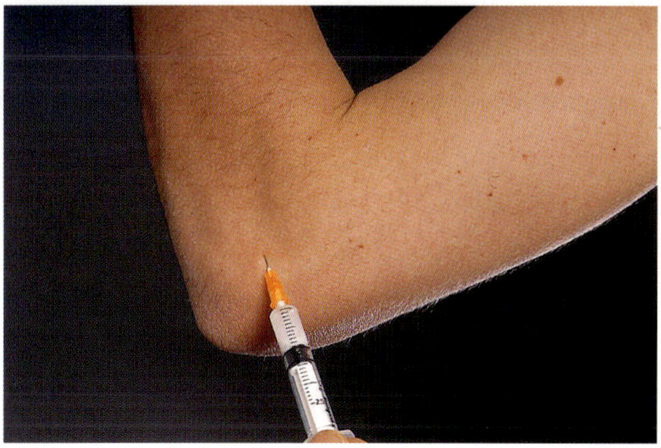

Abb. 109

Injektion eines Tennisellbogens, eine der häufigsten Indikationen für eine Injektionstherapie.

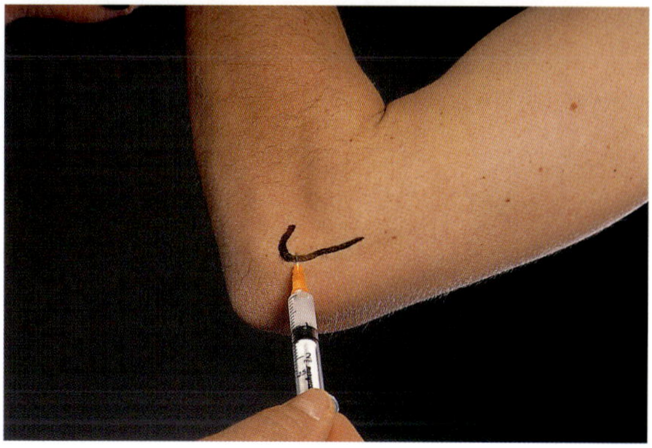

Abb. 110

Injektion eines Tennisellbogens.

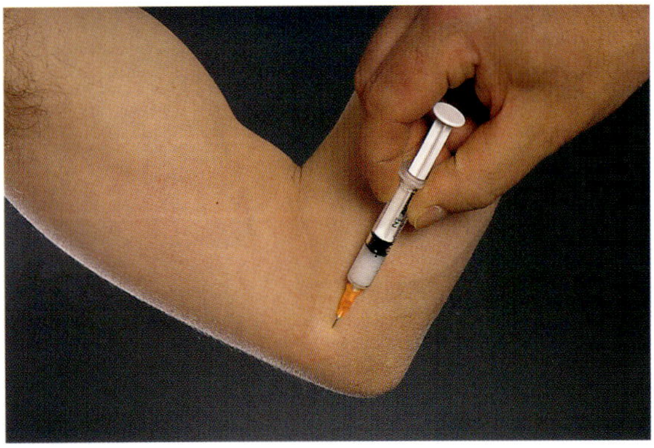

Abb. 111

Injektion eines Golferellbogens.

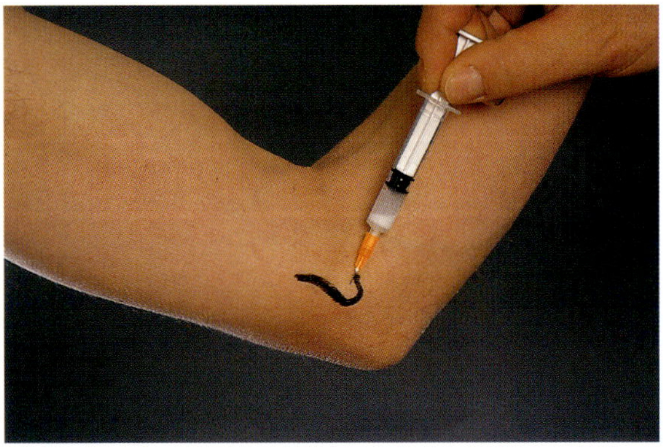

Abb. 112

Injektion eines Golferellbogens.

24–48 Stunden anhalten können. Wenn der Patient ein wichtiges Vorhaben hat oder eine große Entfernung fahren muß, verschieben Sie die Behandlung, bis er im Anschluß an die Injektion einen relativ frei verfügbaren Tag hat.

- Markieren Sie die schmerzhafte Stelle mit dem Fingernagel vor der Hautdesinfektion. Injizieren Sie das Gebiet der stärksten Empfindlichkeit. Injizieren Sie unter einigem Druck subperiostal bis auf den Knochen. An der richtigen Stelle angekommen, injizieren Sie mehrmals kleine Mengen, um ein Gebiet zu infiltrieren. Einen Bolus auf einmal zu injizieren ist viel schmerzhafter.
- Golfer-Ellbogen (Abb. 111, 112). Im Prinzip ähnlich, aber überzeugen Sie sich, daß der Nervus ulnaris geschont wird.

23 Injektion eines Karpaltunnelsyndroms

Die Injektion eines Karpaltunnelsyndroms wird oft mit der Anwendung einer Schiene und der Gabe eines Diuretikums kombiniert. Die Operation wird für die Patienten empfohlen, bei denen die Injektion nicht zum Erfolg geführt hat, oder für diejenigen, die infolge eines Karpaltunnelsyndroms schon ernsthafte chronische Symptome wie Muskelatrophie aufweisen.

Diagnosestellung

Das Karpaltunnelsyndrom wird durch Kompression des Nervus medianus im Retinaculum flexorum verursacht. Es tritt gewöhnlich als Schmerz und Parästhesien im Versorgungsgebiet des N. medianus an einer oder beiden Händen auf. Schmerz und Parästhesie werden in verschiedener Weise beschrieben, von einem «brennenden» Schmerz bis zu einem «Nadelstechen», und es kann eine Schmerzausstrahlung auf den Unterarm oder sogar bis zur Schulter bestehen. Die Symptome lassen in Ruhe nach und werden bei Gebrauch stärker. Das charakteristischste Merkmal ist die Verschlimmerung der Symptome bei Nacht, was die Patienten, gewöhnlich Frauen mittleren Alters, veranlaßt, den Arm aus dem Bett hängen zu lassen, um Erleichterung zu erhalten. Eine Taubheit im Versorgungsgebiet des N. medianus kann oder kann nicht nachweisbar sein. Der Muskelschwund des Daumenballens ist ein Zeichen, das nur in fortgeschrittenen Fällen zu beobachten ist (wo eher die Operation als die Injektion indiziert ist).

Das klassische Zeichen zur Bekräftigung der Diagnose ist das Tinel-Zeichen, bei dem die Symptome durch Beklopfen der Gegend des N. medianus am Handgelenk mit dem Finger oder dem Reflexhammer ausgelöst werden. Die Reproduktion der Symptome durch Druck auf den N. medianus bei gebeugtem Handgelenk ist ebenfalls ein bestätigendes Zeichen. Wenn wirklich ein Zweifel besteht, kann die Antwort auf die Injektion die Diagnose bestätigen – sogar die Elektromyographie kann nicht immer vor der Injektion die Diagnose beweisen.

Man muß sich immer daran erinnern, daß es Krankheiten gibt, die mit einem Karpaltunnelsyndron assoziiert sind oder es verursachen. Die hauptsächlichsten sind Hypothyreodismus, eine vorausgegange distale Radiusfraktur (Colles), rheumatoide Arthritis, Osteoarthritis des Handgelenks, Psoriasisarthritis und Flüssigkeitsansammlung durch Arzneimittel oder Schwangerschaft. Das Karpaltunnelsyndrom kann mit schmerzhaften Schulterveränderungen assoziiert sein, und es gibt Verbindungen mit seltenen Zuständen wie Akromegalie und Myelomatosis. Schließlich denken Sie daran, vor der Injektion eines vermuteten Karpaltunnelsyndroms einen eingeklemmten Nerven im Halsbereich auszuschließen, der eine schmerzhafte Hand mit Taubheit des Mittelfingers verursachen kann.

Nadel und Vorbereitung

Benützen Sie eine orange 25 G x 5/8 Nadel mit 0,5–1 ml Methylprednisolonazetat (20–40 mg). Achtung: Vermeiden Sie eine Lokalanästhesie am N. medianus, da diese von sich aus eine Taubheit der Finger verursachen würde.

Injektionstechnik (Abb. 114, 115)

- Identifizieren Sie die oberflächlichen Landmarken, indem Sie die Palmaris-longus-Sehne und den N. medianus (der unmittelbar bei der Sehne in der

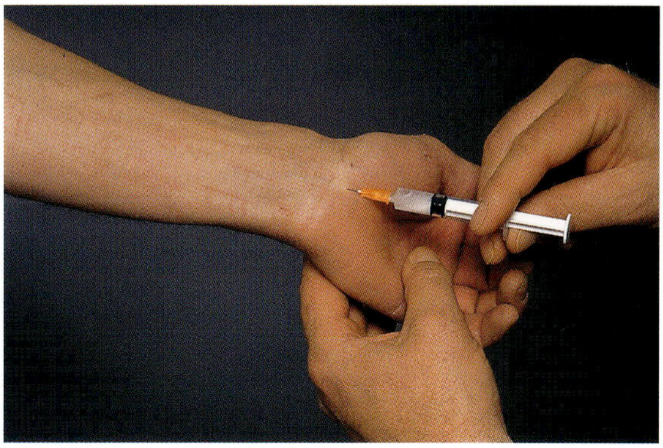

Abb. 113
Technik der Injektion eines Karpaltunnelsyndroms.

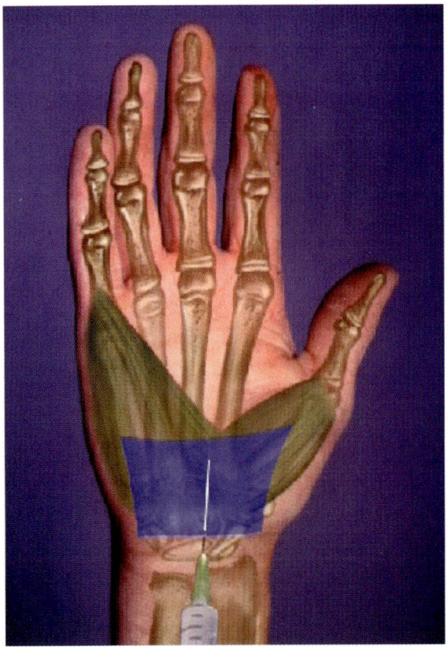

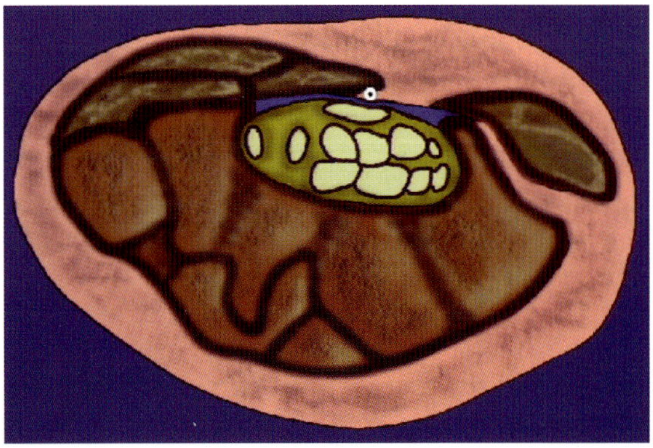

Abb. 115

Querschnitt durch das Handgelenk.

Abb. 114

Schematische Darstellung des Karpaltunnels (blau).

Tiefe liegt) lokalisieren. Bei dorsal flektierter Hand des Patienten reinigen Sie die Palmarseite und stechen dann die Nadel in nahezu horizontalem Winkel etwa 8 mm ulnar der Palmaris-longus-Sehne (und außerhalb des N. medianus) in der Gegend der palmaren Handgelenksfalte, die den Übergang des Unterarms zur Hand markiert, ein.

- Führen Sie die Nadel langsam durch das Retinaculum flexorum, bis ein Nachlassen des Widerstands bemerkbar wird; jetzt kann das Steroid injiziert werden. Jeder Widerstand der Injektion bedeutet einen unkorrekten Sitz der Nadel und erfordert Zurückziehen der Spritze. Ähnlich ist es, wenn der Patient irgendeinen Schmerz, Taubheit oder Parästhesien spürt – dann ist der N. medianus berührt, und die Nadel muß vor der Injektion sanft zurückgezogen werden. Wenn Sie keine Palmaris-longus-Sehne spüren, spritzen Sie etwas ulnar der Mitte des Handgelenks in die Beugefalte. Wie beim Tennis-Ellbogen kann die Injektion die Beschwerden anfangs für 24 bis 72 Stunden verstärken. Eine Besserung wird gewöhnlich nach ein paar Tagen bemerkt und hält fortschreitend die nächsten zwei Wochen an. Für die ersten zwei Wochen nach der Injektion ist eine Handschiene sinnvoll.

24 Injektion eines schnellenden Fingers

Die Diagnose eines schnellenden Fingers ist problemlos, der Finger sperrt in Beugestellung und schnellt dann bei forcierter Streckung mit einem charakteristischen «Klick» in die Streckstellung. Der Daumen kann auch betroffen sein (schnellender Daumen). Die zugrunde liegende Veränderung ist eine Schwellung der Beugesehne, die sich in der Sehnenscheide verfängt. Diese Schwellung kann meist an der Beugeseite der Hand getastet werden. Eine Steroid-Injektion in die Sehnenscheide (nicht in die Sehne, da dies eine Ruptur zur Folge haben kann) kann für die Ausheilung der Veränderung nützlich sein. Benützen Sie eine orange 25 G x 5/8 Nadel und 0,5 ml (20 mg) Methylprednisolon mit 0,5 ml 1%igem Lidocain.

Injektionstechnik (Abb. 116)

- Palpieren Sie den verdickten Bereich, gewöhnlich gerade unterhalb der distalen Hohlhandfalte. Stechen Sie die Nadel nach der Hautreinigung distal der Verdickung flach ein, und führen Sie sie nach proximal in die Sehnenscheide ein. Bei der Injektion sollte kein Widerstand spürbar sein (wenn doch, muß die Nadel zurückgezogen werden). Sie können prüfen, ob die Nadel in der Sehne ist, wenn sie der Fingerbewegung des Patienten folgt. Sie können den Erfolg auch bestätigen, wenn Sie das Anschwellen der Sehnenscheide während der Injektion tasten. Wenn die Injektion nicht zum Erfolg führt, sollte eine Operation veranlaßt werden.

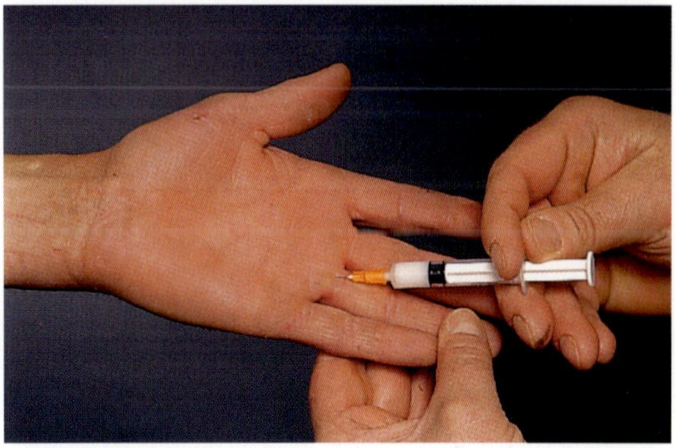

Abb. 116
Technik der Injektion eines schnellenden Fingers.

25 Injektion einer Tendosynovitis de Quervain

Diagnosestellung

Mit ansteigendem Interesse an arbeitsbedingten Erkrankungen der oberen Extremität wie Tennis-Ellbogen, Karpaltunnelsyndrom und Tendosynovitis lohnt es sich, sich einen vollen Umfang an Injektionsmöglichkeiten für diese Erkrankungen anzueignen. Die Tendosynovitis de Quervain kann nach wiederholter relativer Überbelastung auftreten und besteht aus Schmerzen, Schwellung und gelegentlich Krepitation über den Sehnen der Mm. extensor pollicis longus (EPL) und abductor pollicis longus (APL) (gerade proximal des Handgelenks auf der radialen Seite; s. Abb. 117). Die Diagnose wird durch die Schmerzanamnese (einschließlich der Berufs- und der Verletzungsanamnese) durch die Beobachtung von lokalem Druckschmerzes, Schwellung oder Krepitation gestellt. Denken Sie wie immer daran, daß die Injektion in die Sehnenscheide, nicht in die Sehne erfolgen muß. Überzeugen Sie sich auch, daß sie die naheliegende A. radialis lokalisiert haben und daß die Nadel nicht in der Tiefe in sie eindringt. Benützen Sie eine orange 25 G x 5/8 Nadel und 0,5–1 ml Methylprednisolonazetat (20–40 mg) mit 0,5–1 ml 1%igem Lidocain.

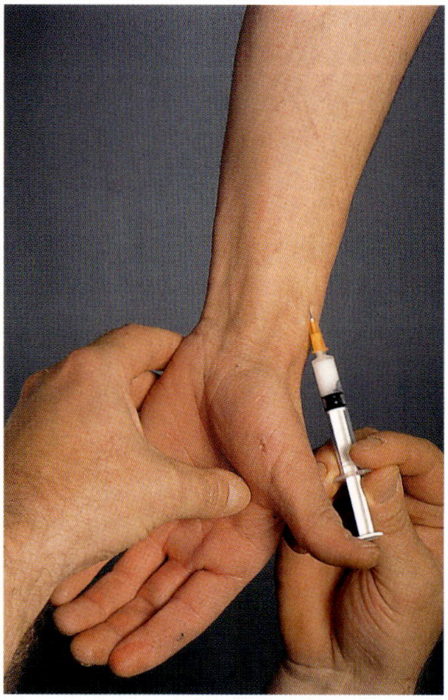

Abb. 117

Technik der Injektion einer Tendosynovitis de Quervain.

Injektionstechnik

Zuerst identifizieren Sie die EPL- und APL-Sehnen und das schmerzhafte und krepitierende Gebiet. Nach der Hautreinigung stechen Sie die Nadel gerade distal des Gebiets an der Radialseite des Handgelenks ein und schieben sie langsam flach in die synovialen Sehnenscheiden (Abb. 117). Injizieren Sie langsam – es sollte kein Widerstand auftreten. Wenn ein Widerstand spürbar ist, sind Sie wahrscheinlich in der Sehne – ziehen Sie die Nadel dann sanft zurück, bevor Sie einspritzen. Bei der Injektion sollte man das Anschwellen der Sehnenscheide fühlen können. Wenn eine große diffuse Schwellung über dem Injektionsgebiet auftritt, injizieren Sie subkutan; dann sollten Sie von vorne anfangen. Die Injektion ergibt gewöhnlich unmittelbar Erleichterung.

26 Injektion einer plantaren Fasziitis

Am Fuß findet eine Injektion am häufigsten wegen der plantaren Fasziitis statt. Beachten Sie, daß die Injektion der Achilles-Tendinitis wegen der Gefahr der Sehnenruptur nicht einfach ist und von Unerfahrenen unterlassen werden sollte.

Diagnosestellung

Die plantare Fasziitis ist eine Entzündung des Ansatzes des langen plantaren Ligaments am Os calcaneum. Sie zeigt sich als schmerzhafte Ferse mit lokalem Druckschmerz an der Stelle der Insertion des Ligaments an der Ferse. Ein knöcherner Fersensporn kann damit verbunden sein oder auch nicht, und eine Röntgenuntersuchung ist unnötig, da die Injektion in den lokalen Schmerzbereich alles Erforderliche darstellt. Der Bereich der Injektion sollte vorher markiert werden, und der Patient sollte darauf aufmerksam gemacht werden, daß die Injektion schmerzhaft ist!

Die plantare Fasziitis kann allein auftreten oder in Verbindung mit anderen Gelenkserkrankungen wie der ankylosierenden Spondylitis oder dem Reiter-Syndrom. Benützen Sie eine grüne 21 G x $1^1/_2$ oder eine blaue 23 G x 1 Nadel und 3 ml 1%iges Lidocain mit 1 ml (40 mg) Prednisolonazetat.

Injektionstechnik

Stellen Sie den Schmerzpunkt fest. Benützen Sie, wie in Abbildung 118 gezeigt, den seitlichen Zugang.

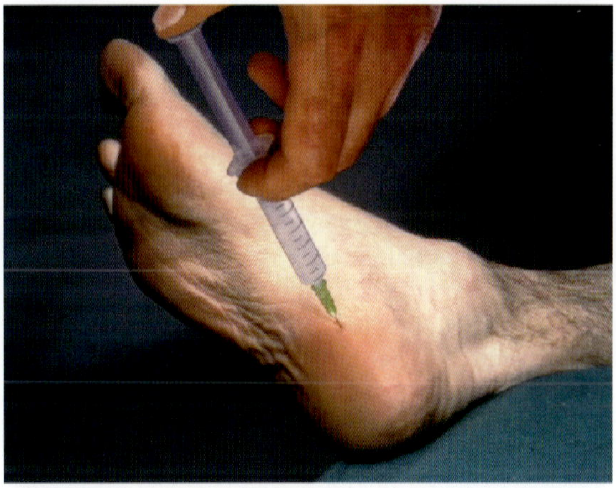

Abb. 118

Injektion der plantaren Fasziitis.

Manche bevorzugen den plantaren Zugang, aber der ist gewöhnlich schmerzhafter. Nach der Hautreinigung führen Sie die Nadel von der Seite des Fußes zum vorderen Rand des Fersenbeins am Schmerzpunkt. Infiltrieren Sie großzügig die Umgebung der Insertionsstelle des Ligaments.

27 Entfernen eines Fremdkörpers aus dem Auge

Wann immer ein Patient mit Verdacht auf einen Fremdkörper im Auge erscheint, ist die Erhebung einer sorgfältigen Anamnese wichtig. Durch direkte Befragung sollte ein metallener Fremdkörper ausgeschlossen werden: hat der Patient gehämmert, gemeißelt oder Metall geschliffen, als etwas ins Auge kam? Metallpartikel hoher Geschwindigkeit können das Auge durchdringen und sind schwierig zu entdecken (sie können auch bei Untersuchung mit einem Ophthalmoskop unentdeckt bleiben). Wenn irgend ein Verdacht auf einen metallenen Fremdkörper besteht, sollte der Patient sogleich zu einem Ophthalmologen überwiesen werden. Die meisten Fremdkörper werden Schmutz- oder Staubteilchen sein, die durch folgende Technik leicht zu entfernen sind:

1. Identifizieren Sie den Fremdkörper eindeutig. Eine komplette Untersuchung des Auges einschließlich Fluoreszinfärbung ist unbedingt erforderlich (entfernen Sie vorher immer die Kontaktlinsen, da sie das Fluoreszin aufnehmen). So wie Fluoreszin jede Ulzeration der Kornea zeigt, wird es oft auch einen Hinweis auf einen subtarsalen Fremdkörper geben, indem es dort charakteristische Kratzlinien auf der Kornea sichtbar macht, wo der Fremdkörper beim Blinzeln die Kornea abradiert hat.

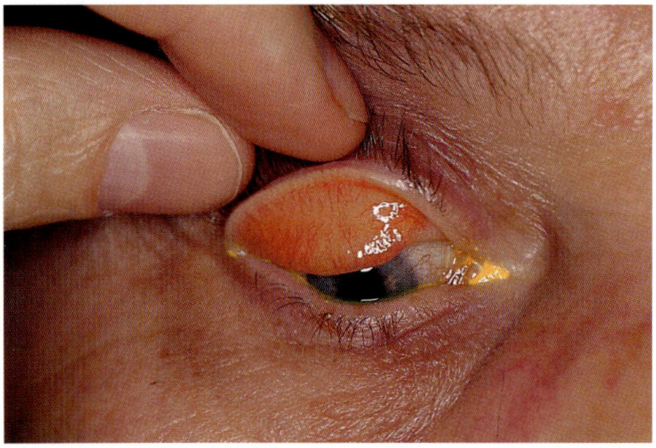

Abb. 119

Lideversion. Der Patient muß mit beiden offenen Augen nach unten schauen.

Sie sollten als Routinemaßnahme den Visus, den Fundus und die Pupillen untersuchen, die alle normal sein sollen. Jede Abnormität weist auf ein möglicherweise ernsteres Trauma oder eine Augenkrankheit hin und bedeutet Überweisung.

2. Am Auge ist der am schwierigsten zu erreichende Teil unter dem Oberlid. Da dies der häufigste Sitz eines Fremdkörpers ist, muß das Oberlid immer evertiert werden. Die Technik der Eversion des Oberlids ist folgende:
- Bitten Sie den Patienten so weit wie möglich nach unten zu schauen. Während der Eversion sollte er den Blick nach unten beibehalten (Abb. 119).
- Fassen Sie die Wimpern, ziehen Sie das Lid zart nach außen, und drücken Sie dann ein dünnes Glasstäbchen auf der Außenseite des Lids zart nieder und evertieren das Lid nach oben über dem Stäbchen. Jeder Arzt sollte mit dieser Technik vertraut sein.

3. Durch Einsatz z. B. eines Stieltupfers können durch Eversion gefundene Fremdkörper gewöhnlich leicht weggetupft werden.

4. Ein Kornealfremdkörper muß meist in vier Schritten entfernt werden:
- Anästhesieren Sie das Auge mit Oxybuprocain-Tropfen. Benützen Sie die kleinste Abpackung (Einzeldosis), um eine Infektion der geöffneten Flasche zu verhindern. Es sollte die «zwei Tropfen»-Methode angewandt werden. Der erste Tropfen reizt (warnen Sie den Patienten) und regt den Tränenfluß an, wodurch ein Teil des Tropfens ausgeschwemmt wird; der zweite Tropfen nach ein oder zwei Minuten vervollständigt die Anästhesie.
- Nach der Anästhesierung der Kornea kann der Fremdkörper oft mit einem Stieltupfer entfernt werden (Abb. 120).
- Wenn es mit dem Tupfer nicht zum Ziel führt, können Sie sich überlegen, eine Nadel zu verwenden. Legen Sie den Patienten flach hin (so kann er nicht plötzlich nach vorne fallen), und nähern Sie bei guter Beleuchtung eine grüne 21 G Nadel von lateral. Indem Sie den Rand der Nadel (niemals die Spitze) benützen, streichen Sie den Fremdkörper

zart von der Kornea ab (Abb. 121). Wenden Sie keine Gewalt an; «graben» Sie auf keinen Fall in der Kornea! Wenn Sie nicht gleich Erfolg haben, überweisen Sie den Patienten an einen Ophthalmologen. Es ist viel besser, allzu zart zu sein und eine Niederlage einzustecken, als in der Kornea herumzugraben und selbst ein Trauma zu erzeugen.

- Geben Sie nach der Entfernung eine Chloramphenicol-Salbe ins Auge und legen Sie einen Verband an, der nach zwölf Stunden entfernt werden kann. Wenn der Patient einen Verband zu unbequem findet, geben Sie für zwei Tage tagsüber Chloramphenicol-Augentropfen und nachts Salbe. Diese einfache Anweisung setzt voraus, daß Sie bei der Entfernung zart umgingen und keine sekundären Schäden gesetzt haben. Den Patienten sollte gesagt werden, daß sie sich am nächsten Tag melden sollen, wenn irgendein Schmerz, Rötung, Sezernierung oder Sehstörung auftritt. Bei einer routinemäßigen zarten Entfernung sollte das nicht der Fall sein. Wenn doch, sollten Sie mit Fluoreszeinfärbung nachuntersuchen bzw. den Patienten an einen Ophthalmologen überweisen.

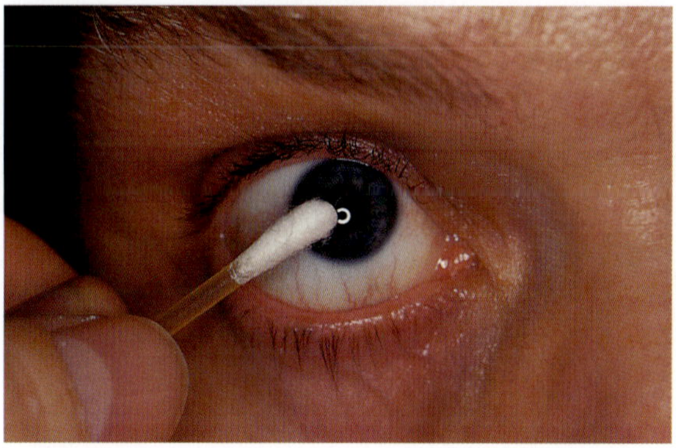

Abb. 120

Entfernen eines Fremdkörpers mit einem Watteträger.

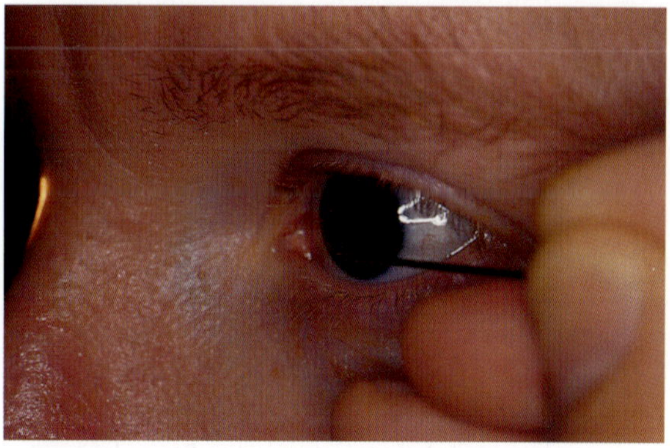

Abb. 121

Entfernen eines Fremdkörpers durch sanftes Bestreichen von der Seite her mit dem Rand einer grünen Nadel.

28 Entfernung eines Fremdkörpers aus Ohr oder Nase

Entfernung eines Fremdkörpers aus dem Ohr

Die beiden häufigsten Geschehnisse sind hier ein Insekt im Gehörgang und ein Kind, das es mit großer Geschicklichkeit fertiggebracht hat, ein Spielzeug in den Gehörgang einzuführen.

Die erste Frage gilt der Identifikation des Fremdkörpers. Wenn es ein Insekt ist, töten Sie es erst durch Eintropfen von etwas Alkohol in den Gehörgang. Hüten Sie sich davor, Lebensmittel (z. B. Erbsen oder Kartoffelbrei) anzufeuchten, da diese Wasser aufnehmen und anschwellen können, was die Entfernung sogar noch schwieriger macht. Feuchten Sie Lebensmittelmaterial nicht an: Überweisen Sie den Patienten zum HNO-Arzt oder ins Krankenhaus. Wenn es sich um einen augenscheinlich kleinen, nicht lebenden Fremdkörper handelt, wie ein kleines Plastikspielzeug, können Sie in der Lage sein, es direkt zu entfernen, indem Sie die Spitze des Ohrs nach oben und hinten ziehen, um den Gehörgang zu strecken, und mit einem Haken auf dem Boden des Gehörgangs hinter den Fremdkörper gelangen. Durch Drehen des Hakens und leichten Zug kann der Fremdkörper entfernt werden. Alternativ können Sie ihn mit einer speziellen Krokodilzange entfernen (Abb. 122). Stoßen Sie den Fremdkörper nicht in die Tiefe der Gehörganges: Wenn Sie ihn nicht leicht entfernen können, lassen Sie davon ab, und überweisen Sie den Patienten an einen HNO-Arzt oder -Klinik. Ebenso überweisen Sie besser, wenn ein Fremdkörper dem Trommelfell anliegt, bevor Sie eine Perforation des Trommelfells riskieren.

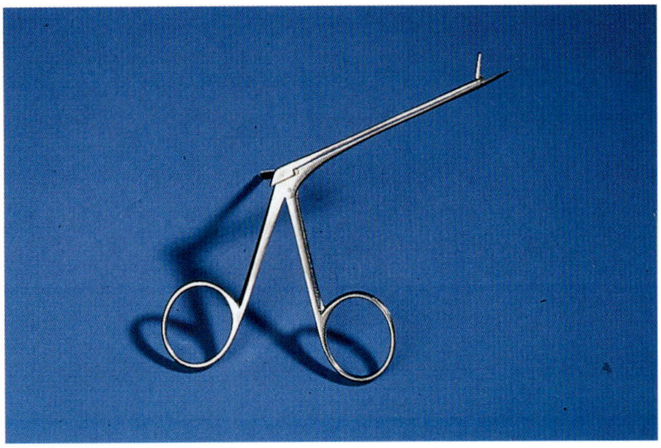

Abb. 122

Krokodilzange.

Für kleinere, weichere, abgerundete Gegenstände, die tief im Gehörgang liegen, oder für tote Insekten ist die Ohrspülung die bewährtere Technik. Die Standard-Ohrspülung, die benützt wird, besteht darin, daß ein Strahl warmen Wassers nach oben und hinten in den Gang gespritzt wird.

Versuchen Sie nicht die Entfernung eines Fremdkörpers bei einem Kind unter drei Jahren – die Gefahr, eine Verletzung zuzufügen, ist zu groß. Überweisen Sie solche Kinder in die Klinik.

Entfernung eines Fremdkörpers aus der Nase

Der Patient hier ist fast immer ein Kind, das einen Fremdkörper in die Nase geschoben hat. Eine einseitige Absonderung aus der Nase weist bei einem Kind direkt auf einen Fremdkörper hin. Vor Entfernung des Fremdkörpers untersuchen Sie das andere Nasenloch und die Ohren auf weitere Überraschungen!

Eine nützliche Technik, einen Fremdkörper aus der Nase zu entfernen, ist folgende:

1. Wickeln Sie das Kind dicht in ein Tuch und bitten Sie die Eltern, es aufrecht zu halten (Abb. 123).
2. Ein Assistent hält den Kopf, während der Untersucher mit Beleuchtung durch ein Auriskop eine Sonde unter dem Nasendach einführt, um über den Fremdkörper zu kommen.
3. Auf ein Zeichen gibt der Assistent den Kopf des Kindes frei; das Kind wird den Kopf zurückziehen, was dem Untersucher erlaubt, den Fremdkörper aus dem Nasenloch herauszubringen (Abb. 124).

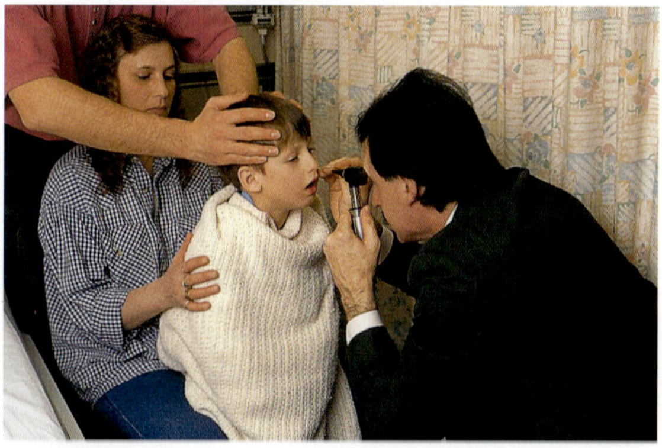

Abb. 123

Technik der Entfernung eines Fremdkörpers aus der Nase eines Kindes: Sonde über dem Fremdkörper plazieren.

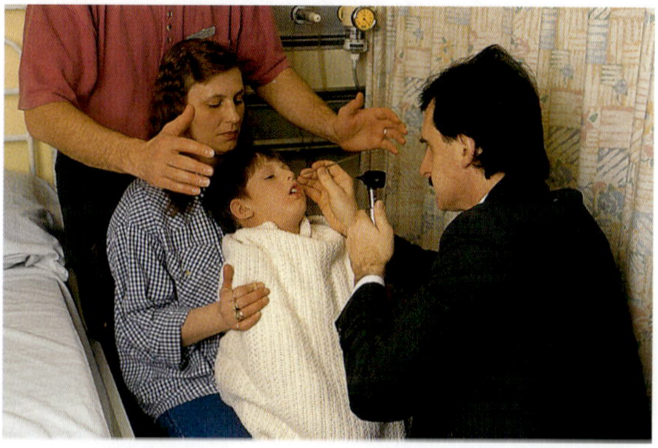

Abb. 124

Technik der Entfernung eines Fremdkörpers aus der Nase eines Kindes: Das Kind selbst zieht den Kopf zurück.

29 Stillen von Nasenbluten

Um ein akutes Nasenbluten zum Stehen zu bringen, erhält der Patient die Anweisung, sich vorzubeugen und mit Daumen und Zeigefinger die Nasenlöcher ununterbrochen zehn Minuten lang zuzuhalten und durch den Mund zu atmen. Ein in kaltes Wasser getauchter Schwamm oder eine Eispackung auf dem Nasenrücken wird helfen, den Blutstrom zu bremsen. Wenn diese Strategie nicht zum Erfolg führt, müssen Sie die Nase evtl. tamponieren oder einen Ballon einführen.

Bei jüngeren Patienten kommt die Blutung im allgemeinen aus dilatierten Blutgefäßen des Little'schen Gebiets, einem Bereich des Septums, der mit dem Spekulum leicht einzusehen ist. Ältere Patienten können vom hinteren Nasenraum bluten, und das Nasenbluten kann mit Hochdruck assoziiert sein. Schweres Nasenbluten bei Älteren kann schwieriger zu stillen sein.

Eine relativ häufige Erscheinung ist ein Patient, gewöhnlich ein Kind, mit rezidivierendem Nasenbluten, und hier ist die nasale Ätzung hilfreich. Bei allen solchen Patienten muß man sich selbstverständlich vergewissern, daß kein Blutungsübel vorliegt. Die nasale Ätzung ist ein elektiver Eingriff, der im blutungsfreien Intervall durchgeführt werden soll.

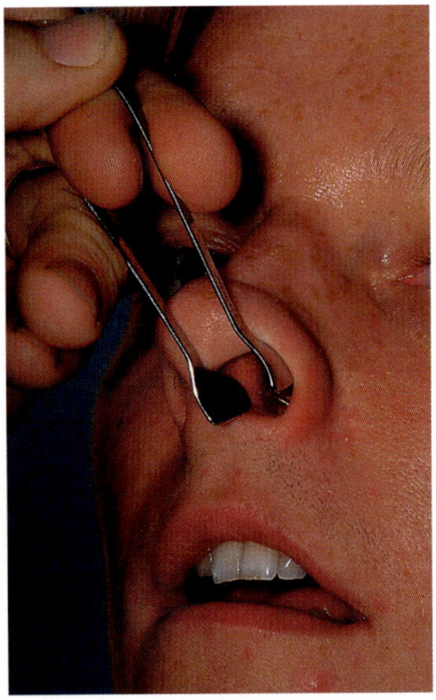

Abb. 125

Untersuchung der Nase mit einem Spekulum.

Technik

Es gibt kein besonderes Alter für die nasale Ätzung, wenn auch Kinder unter vier Jahren kaum genügend lang für eine saubere Behandlung still sitzen und deshalb besser in eine Klinik überwiesen werden.

1. Der Patient sitzt aufrecht, den Kopf geneigt.
2. Mit Ihrem Daumen auf der Nasenspitze des Patienten sollten Sie das Nasenloch genügend nach oben öffnen können, um die Stelle, die geätzt werden soll, ausreichend einzusehen, wenn Ihre Assistenz mit einer Lichtquelle den Blutungspunkt beleuchtet. Alternativ kann ein Nasenspekulum eingesetzt werden (Abb. 125).
3. Anästhesieren Sie das Gebiet, das kauterisiert werden soll, mit einem in 2 ml 10%iger Kokainlösung zur äußeren Anwendung getauchten Watteträger, den Sie vor der Ätzung zehn Minuten in Kontakt mit dem Septum lassen.
4. Entfernen Sie den Watteträger, beleuchten Sie, wie beschrieben, die Blutungsstelle wieder und drücken Sie einen Silbernitratstift etwa 10 Sekunden lang auf die blutenden Gefäße und ihre Umgebung, bis das Septum dort weiß erscheint. Ätzen Sie nie beide Seiten des Septums zusammen, da dies eine Perforation erzeugen kann. Abb. 126 zeigt eine gute Ätzung.
5. Machen Sie den Patienten darauf aufmerksam, daß in den nächsten 24 Stunden schwärzliches Silbernitratmaterial und ein bißchen Blut aus der Nase laufen kann.
6. Untersuchen Sie nach 6 Wochen nach, in denen die volle Ausheilung erfolgt sein soll. Wenn dies nicht der Fall ist, versuchen Sie eine erneute Ätzung – aber wenn die auch ohne Erfolg ist, wird der Patient am besten zur Elektrokauterisation in die Klinik überwiesen.

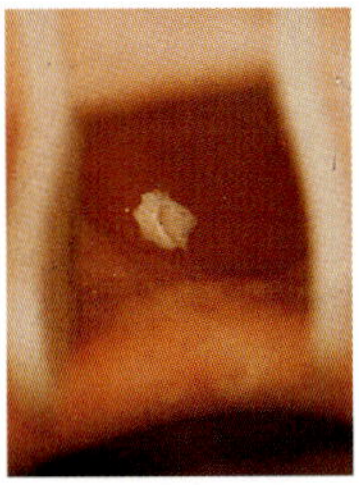

Abb. 126

Das Blutungsgebiet der Nase nach ausreichender Ätzung.

30 Punktion von Zysten und Schleimbeuteln

Die Punktion von Zysten oder Schleimbeuteln sollte eine der Maßnahmen sein, die jeder Arzt, der kleine Chirurgie anbietet, durchführt. Wie immer besteht der Schlüssel zum Erfolg darin, 1. sein Bemühen auf solche Zysten/Bursae zu beschränken, die vernünftig behandelt werden können, ohne größeres Risiko einer ernsthaften Infektion oder eines Folgeschadens; 2. sich der Anatomie absolut sicher zu sein; und 3. eine peinlich aseptische Technik anzuwenden. Eine grüne 21 G x $1^1/_2$ Nadel ist für die meisten Punktionen geeignet.

Für die kleine Chirurgie sind folgende Zysten/Bursae zur Punktion geeignet: Brustzysten, epididimale Zysten, Schilddrüsenzysten, Spermatozele, Bursa olecrani, Bursitis patellaris (Hausmädchenknie) und Bursa semimembranosa (Baker-Zyste).

Brustzyste

Benützen Sie eine 20 ml-Spritze mit grüner Nadel. Stabilisieren Sie die Zyste mit den Fingern (Abb. 127), reinigen Sie die Haut an der Punktionsstelle, dann stechen Sie die Nadel durch die Haut in die Zyste (Abb. 128). Aspirieren Sie (Abb. 129), bis die Zyste nicht mehr tastbar ist, dann entfernen Sie die Nadel und drücken einen Tupfer kräftig auf die Punktionsstelle. Prüfen Sie durch Palpation, ob die Zyste ganz entleert ist. Wenn sie nach der Punktion noch

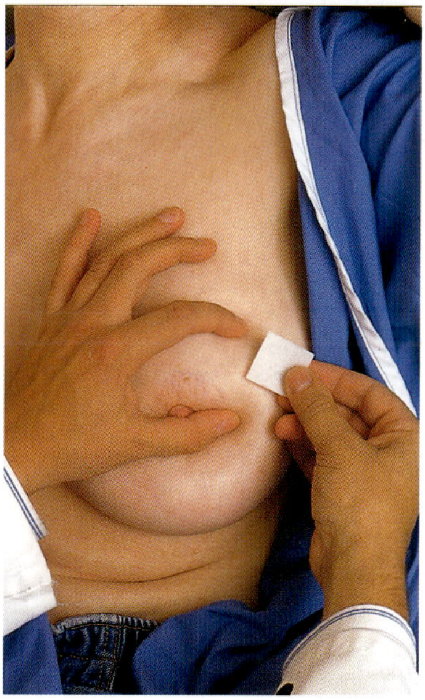

Abb. 127

Fixieren einer Brustzyste mit den Fingern.

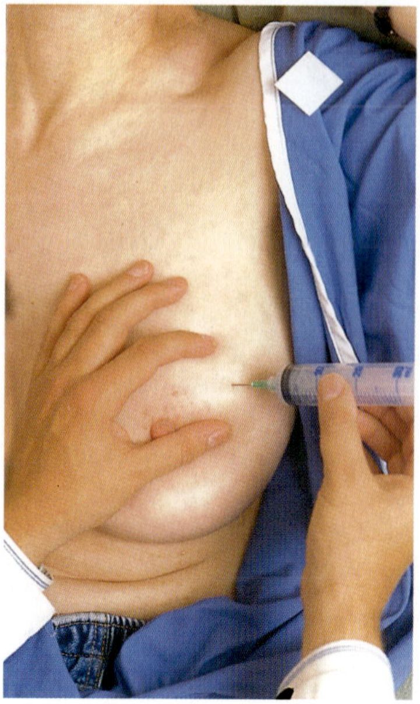

Abb. 128

Einstechen der Kanüle.

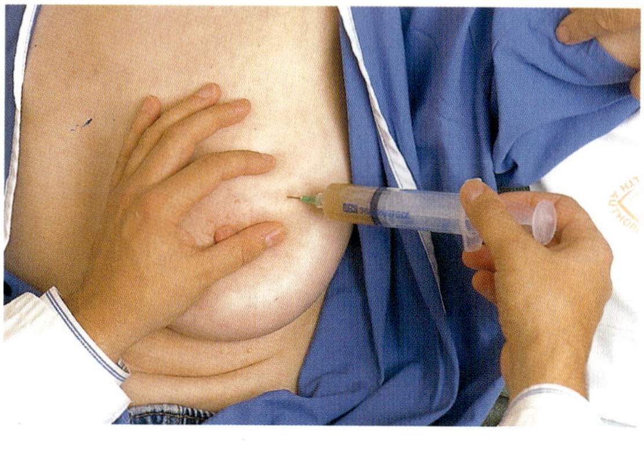

Abb. 129

Aspiration des Zysteninhalts.

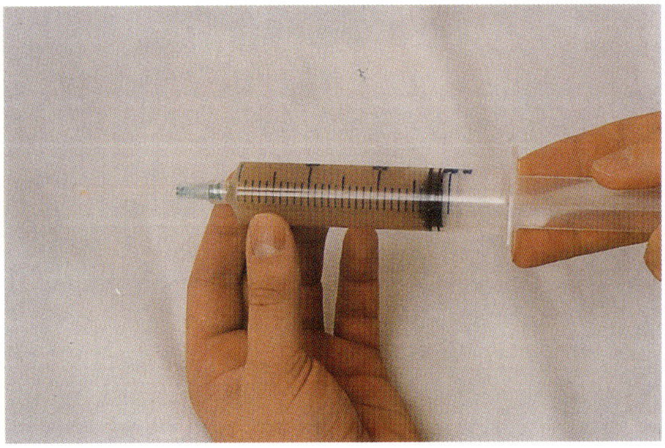

Abb. 130

Die typisch gelb-braune Flüssigkeit, die man aus einer Brustzyste erhält.

palpabel ist, überweisen Sie die Patientin zum Facharzt, um seine Meinung einzuholen; wenn nicht, untersuchen Sie die Patientin nach zwei bis drei Wochen nach. Die aspirierte Flüssigkeit (Abb. 130) sollte in einem Gefäß mit Fixierflüssigkeit (wie bei der Feinnadelbiopsie) zur Zytologie gesandt werden. Blutiger Inhalt der «Zyste» kann ein Hinweis darauf sein, daß sie nicht benigne ist. Beachten Sie, daß es keinen Beweis dafür gibt, daß der Versuch, eine Zyste zu punktieren, zu einer Streuung von Malignität führt.

Epididymale Zyste (Nebenhodenzyste)

Kleine epididymale Zysten müssen nicht punktiert werden, da sie selten Beschwerden machen. Wenn es multiple sind, sollte eine Überweisung zum Chirurgen erfolgen. Die Technik ist die gleiche wie bei der Brustzyste.

Schilddrüsenzyste

Eine Schilddrüsenzyste kann auf die gleiche Weise punktiert werden wie eine Brustzyste. Blutung und Hämatombildung sind die häufigsten Komplikationen. Das Punktat sollte zur Histologie gesandt werden.

Beachten Sie, daß Ultraschall zur Diagnostik hilfreich ist, wenn Sie über die Art der Schilddrüsenschwellung unsicher sind.

Bursa olacrani

Kleine Schleimbeutel können belassen werden, da sie oft von selbst zurückgehen. Wie bei der Brustzyste benützen Sie eine 20 ml-Spritze mit einer grünen Nadel, reinigen die Haut mit Alkohol, stechen mit der Nadel ein, aspirieren, bis die Bursa flach ist, und entfernen dann die Nadel und drücken auf die Austrittstelle. Zwei Methoden können angewandt werden, um ein Rezidiv zu vermeiden: 1. kräftiges Bandagieren für wenigstens 72 Stunden nach der Punktion, wobei der Patient ermuntert werden soll, den Arm innerhalb dieser Behinderung leicht zu bewegen – dies ist nach allen Punktionen in dieser Gegend wichtig; 2. wenn die Bursa nach den einfachen beschriebenen Maßnahmen wieder kommt, können Sie nach der Punktion versuchen, 20–40 mg Methylprednisolon zu injizieren, aber nur wenn das Punktat klar, strohgelb und keinerlei Zeichen von Infektion vorhanden ist.

Bursitis praepatellaris

Wenden Sie die gleichen Prinzipien wie bei der Bursa olecrani an, einschließlich der kräftigen Bandage und der absoluten Regel, 40 mg Methylprednisolon nur dann zu injizieren, wenn das Punktat klar ist und kein Anhalt für Infektion vorliegt. Seien Sie besonders vorsichtig, hier keine Infektion zu setzen.

Bursa semimembranacea (Baker-Zyste) (Abb. 131)

Dies ist eine Gegend mit wichtiger Anatomie, nicht nur die A. poplitea. Hier ist eine Blutung das besondere Risiko. Die Punktion (Abb. 132, 133) folgt den Prinzipien der Punktion anderer Bursae, aber sogar bei diesen Vorsichtsmaßnahmen ist ein Rezidiv häufig, und anschließend kann ein operativer Eingriff erforderlich werden.

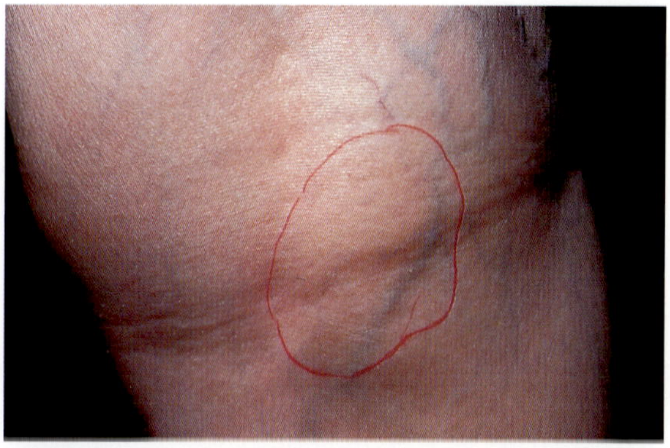

Abb. 131

Typische Lage einer Bursa semimembranacea (Bakerzyste).

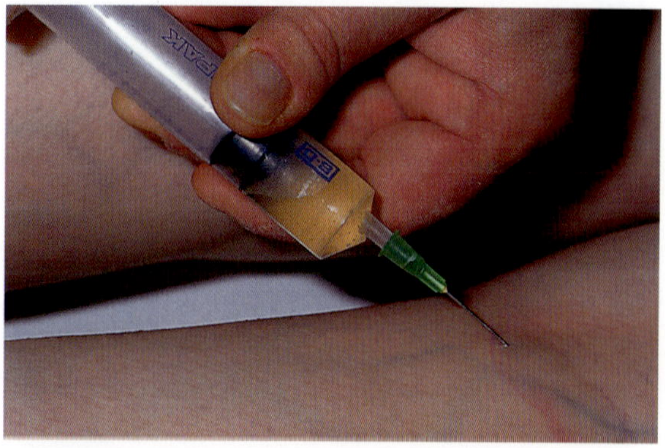

Abb. 132

Mit grüner Nadel und einer großen Spritze wird der Inhalt der Zyste aspiriert.

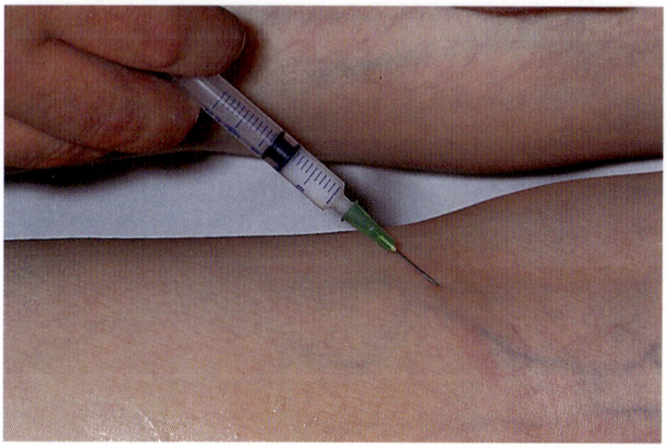

Abb. 133

Nach Abnahme der Spritze (bei in der Zyste liegender Nadel) werden 2 ml Methylprednisolon instilliert.

31 Feinnadelaspiration der Brustdrüse

Dies ist eine weitere Maßnahme, die auch der Nichtchirurg beherrschen sollte. Die Feinnadelaspiration kann auch bei Schilddrüsenknoten und Lymphknoten angebracht sein.

Der Zweck der Feinnadelaspiration ist der, einen Gewebezylinder für die histologische Untersuchung zu erhalten. Ein offensichtlich ulzeriertes Mammakarzinom ist dafür nicht geeignet – das kann gleich in die Klinik überwiesen werden.

Nachdem die Zytologie das Ziel ist, müssen Sie sicherstellen, daß sie ein geeignetes Versandgefäß mit entsprechendem Transportmedium zur Verfügung haben.

Technik

1. Legen Sie die Patientin in eine bequeme Position.
2. Fassen Sie die Veränderung (Abb. 134) mit Daumen und Zeigefinger Ihrer nicht dominanten Hand.
3. Reinigen/desinfizieren Sie die Haut.
4. Benützen Sie eine 10 ml Spritze mit einer grünen 21 G x $1^1/_2$ Nadel, stechen Sie die Nadel durch die Haut in die Veränderung (Abb. 135).
5. Bringen Sie einen mäßigen Sog auf die Spritze, wenn die Nadel in der Veränderung ist (Abb. 136). Drehen Sie die Nadel in der Veränderung, und lassen Sie den Sog nach.
6. Ziehen Sie die Nadel aus der Veränderung zurück, belassen Sie sie aber im Brustgewebe. Führen Sie die Nadel wieder in die Veränderung, saugen und drehen Sie die Nadel und ziehen Sie sie wieder zurück. Wiederholen Sie das zwei- oder dreimal (um kleine Gewebszylinder im Lumen der Kanüle zu erhalten).
7. Entfernen Sie die Kanüle aus der Brust, und schließen Sie die Punktionsstelle mit Heftpflaster.
8. Spülen Sie die Spritze und die Kanüle mit dem Transportmedium aus dem Histologiegefäß (Abb. 137), um zu gewährleisten, daß alles Gewebe in das Gefäß kommt. Ettikettieren Sie das Gefäß, bevor Sie es an das Labor abschicken, und erstellen Sie einen Bericht über die Lage und Konsistenz des Knotens und eine kurze Anamnese.

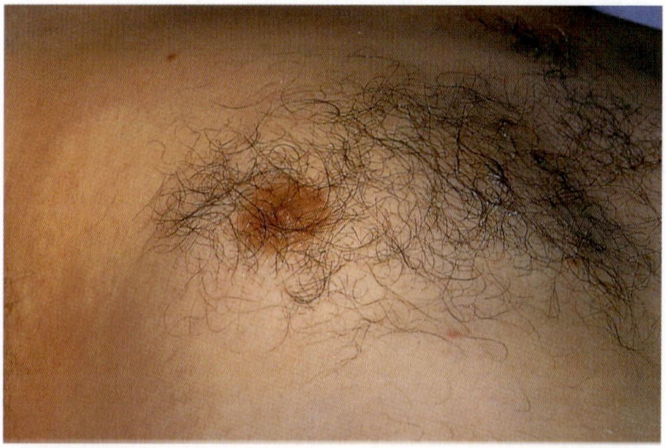

Abb. 134

Eine männliche Brust mit einer subareolaren Verdickung.

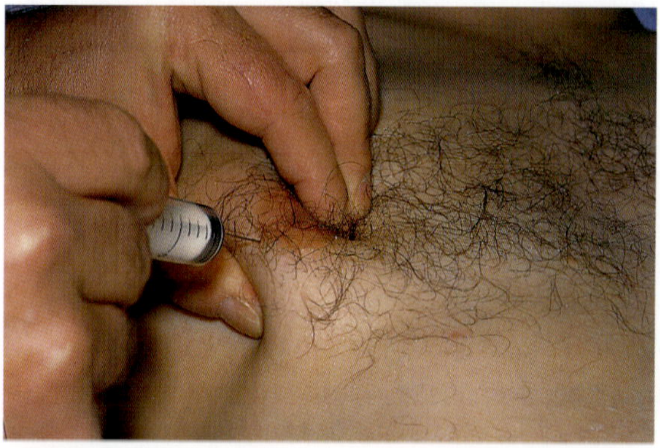

Abb. 135

Stabilisierung des Knotens zwischen Daumen und Zeigefinger und Einführen der Kanüle.

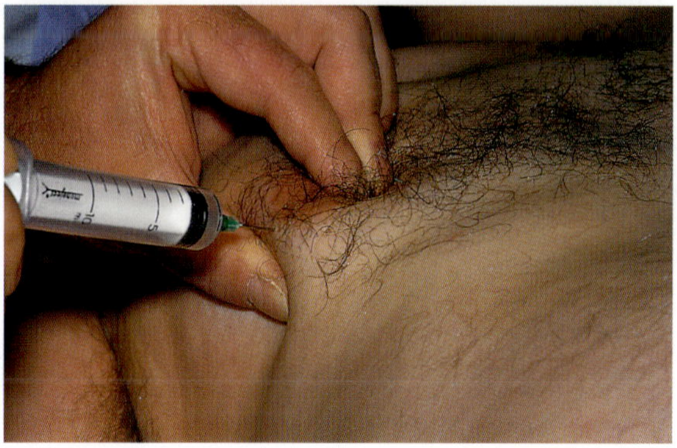

Abb. 136

Erzeugen eines Vakuums in der Kanüle (s. Text).

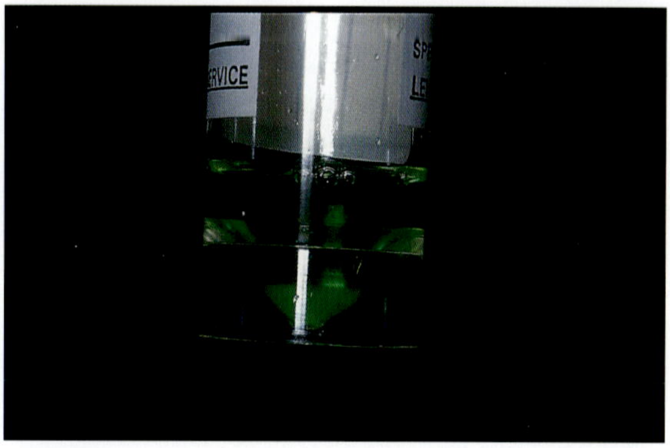

Abb. 137

Das Gefäß für die Histologie mit Transportmedium.

32 Punktion einer Hydrozele oder Spermatozele

Hydrozelen sind gewöhnlich skrotale Schwellungen und können sehr groß werden. Viele Hydrozelen, besonders bei den älteren hinfälligen Patienten, können völlig zufriedenstellend durch Aspiration behandelt werden. Sie sollten nie versuchen, bei Kindern Hydrozelen zu behandeln – dies sollte den Spezialisten vorbehalten bleiben. Die Punktion einer Hydrozele ist gewöhnlich eine wiederholt durchzuführende Maßnahme, es sei denn Sie führen die unten beschriebene Phenolisation durch. Hydrozelen können nach folgendem Zehn-Punkte-Programm angegangen werden:

1. Sichern Sie Ihre Diagnose. Bestätigen Sie vor allem, daß es sich um eine Hydrozele, nicht um eine Hernie, eine Zyste, einen soliden Tumor oder eine Varikozele handelt. Die Schlüsselpunkte der Bestätigung sind a., daß die Schwellung durchscheinend ist (benützen Sie eine kräftige Taschenlampe in einem abgedunkelten Raum): wenn nicht, verordnen Sie eine Ultrasonographie vor jeglichem Punktionsversuch; b., daß die Schwellung vom Skrotum getrennt ist, und daß man die Finger darüber schließen kann; c., daß die Schwellung zystisch und nicht solide ist. Tasten Sie möglichst jetzt schon die Hoden; das ist aber manchmal vor der Punktion der Hydrozele nicht möglich.
2. Benützen Sie eine 50 ml-Spritze mit grüner Nadel, oder, speziell für größere Befunde, eine Venüle. Wir pflegen eine Venüle zu verwenden, um eine unabsichtliche Verletzung des Hodens zu vermeiden.
3. Reinigen und desinfizieren Sie die Haut.
4. Führen Sie die Kanüle langsam in die Hydrozele ein, achten Sie darauf, daß die Nadelspitze keine Blutgefäße trifft, und halten Sie den Skrotalinhalt mit der anderen Hand weg. Die Nadel sollte ohne Widerstand eindringen. Wenn sie in der Hydrozele liegt, können Sie die große Spritze aufsetzen. Diese Methode erleichtert ein wiederholtes Absaugen, ohne der Gefahr, daß eine sich bewegende Nadel eine Gewebsverletzung verursacht.
5. Ziehen Sie die Flüssigkeit, die klar und strohfarben sein soll, ab. Man kann 100–200 ml punktieren, wieder ein Beweis der Nützlichkeit einer Venüle mit Spritze (die zwischendurch geleert werden kann).
6. Punktieren Sie, bis praktisch keine Flüssigkeit zurückbleibt. Wenn Sie eine grüne Nadel, nicht eine Venüle verwenden, besteht jetzt die größte Gefahr den Hoden zu verletzen, geben Sie also besonders acht.
7. Entfernen Sie die Kanüle, und drücken Sie mit einem Tupfer auf die Punktionsstelle. Palpieren Sie jetzt das Skrotum und die Testes auf irgendeine krankhafte Veränderung. Der Patient sollte angewiesen werden, straff sitzende Unterhosen zu tragen, um den Erfolg der Punktion zu unterstützen.
8. Der Vollständigkeit halber senden Sie das Punktat zur Zytologie; besonders bei rezidivierender Hydrozele kann man auf die Zytologie aber auch verzichten, vorausgesetzt, daß das Punktat eine klare strohfarbene Hydrozelenflüssigkeit darstellt.
9. Die Hauptgefahr ist eine Blutung mit Hämatombildung, die, wenn sie groß genug ist, selbst der Punktion bedarf. Legen Sie die Kanüle vorsichtig, um unnötige Verletzungen zu vermeiden.
10. Evtl. müssen Sie sich darauf einstellen, den Vorgang alle paar Monate zu wiederholen (oder natürlich den Patienten zur endgültigen Operation zu überweisen). Eine nützliche Technik, Rezidive zu vermeiden, besteht darin, nach der Punktion 10%iges wassergelöstes Phenol in den Hydrozelensack zu instillieren, bevor die Kanüle gezogen wird. In einen durchschnittlich großen Hydrozelensack können etwa 5–10 ml wäßriges Phenol instilliert werden.

Spermatozelen können ebenso behandelt werden (Abb. 138–141), wenn auch die Volumina kleiner sein werden und nahezu niemals Phenol erforderlich ist.

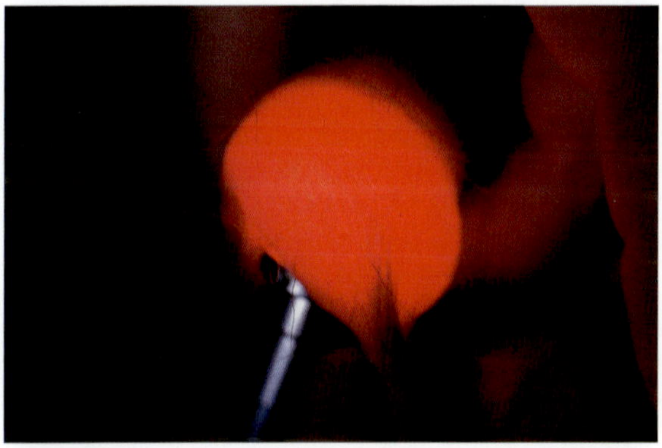

Abb. 138

Durchleuchtung einer Spermatozele.

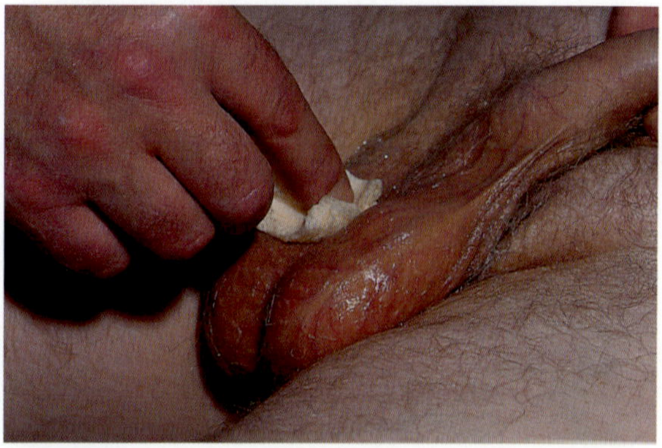

Abb. 139

Hautreinigung und Desinfektion.

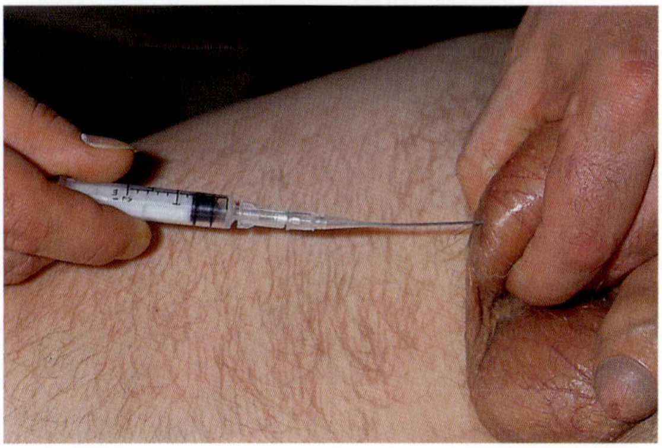

Abb. 140

Einführen einer i.v.-Kanüle in die Spermatozele.

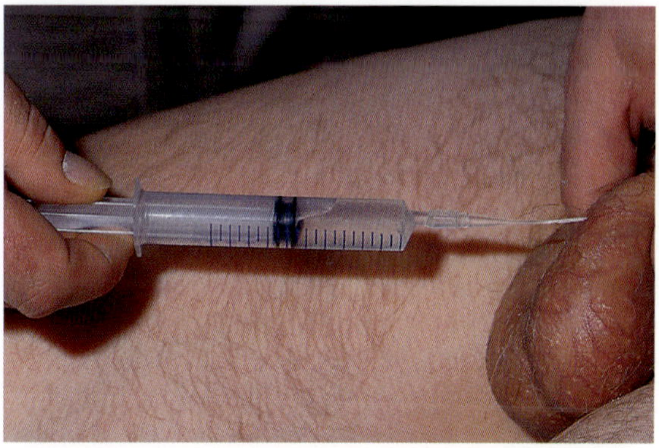

Abb. 141

Die kleine Spritze ist durch eine größere ersetzt, um die Spermatozele abzupunktieren.

33 Inzision und Drainage eines Abszesses

Die Inzision und Drainage eines Abszesses ist eine häufige Behandlung der kleinen Chirurgie. Abszesse können an beinahe allen Körperstellen auftreten. Die folgenden Prinzipien gehören zu ihrer Behandlung:

1. Ergründen Sie zuerst die Ursache des Abszesses und seine Beziehung zu zugrundeliegenden Erkrankungen. Bei Patienten mit großen, wiederholten oder ungewöhnlichen Abszessen sollten Sie den Urin auf Diabetes untersuchen. Vor allem die Älteren sollten auf Glykosurie untersucht werden, denn ein Abszeß ist oft das erste Anzeichen eines Diabetes. Man muß auch an eine Immunschwäche, aus welcher Ursache auch immer, denken. Ein Abszeß kann auch ein Anzeichen für eine ausgedehntere Erkrankung sein, wie z.B. der Perianalabszeß bei Morbus Crohn.
2. Bedenken Sie als nächstes die Lage und Größe des Abszesses. Sehr große oder tiefe Abszesse können eine Drainage in Allgemeinnarkose erfordern. Es gibt auch Lokalisationen von Abszessen, bei denen man wegen des schwierigen Zugangs oder wegen der möglichen Komplikationen besser in die Klinik überweist. Solche Abszesse sind die der Mamma, ischiorektale Abszesse, Perianalabszesse, Pilonidalabszesse und Abszesse im Gesicht.
3. Ein weiterer Teil Ihrer Beurteilung besteht darin, nach umgebender Gewebsentzündung zu schauen. Wenn eine vorhanden ist, sollte der Patient zur intensiven Antibiotikabehandlung, vor oder zusätzlich zur chirurgischen Behandlung, in die Klinik überwiesen werden. Die umgebende Gewebsentzündung ist möglicherweise ein gefährlicher Zustand, der nicht unterschätzt werden sollte.
4. Wenn Sie den Abszeß drainieren wollen, folgen Sie dieser Technik:

- Besprühen Sie den Scheitel des Abszesses mit Chloraethylspray (Abb. 142).
- Inzidieren Sie die Spitze des Abszesses (Abb. 143).
- Entleeren Sie den Abszeß und eröffnen Sie alle inneren Kammerwände mit einer Kürette (Abb. 144).
- Tamponieren Sie die verbliebene Höhle (Abb. 145) mit Paraffingaze.
- Verbinden Sie täglich, bis zur Heilung.

   Beachten Sie, daß gewöhnlich eine routinemäßige Gabe von Antibiotika nicht erforderlich ist.

5. Beachten Sie, daß Paronychien nicht unbedingt einfach zu inzidieren sind – der Abszeß kann sich unter dem Nagel ausdehnen und sorgfältigere Drainage erfordern. Ähnlich kann sich ein Fingerbeerenabszeß tief ausdehnen und eine größere chirurgische Maßnahme erfordern.

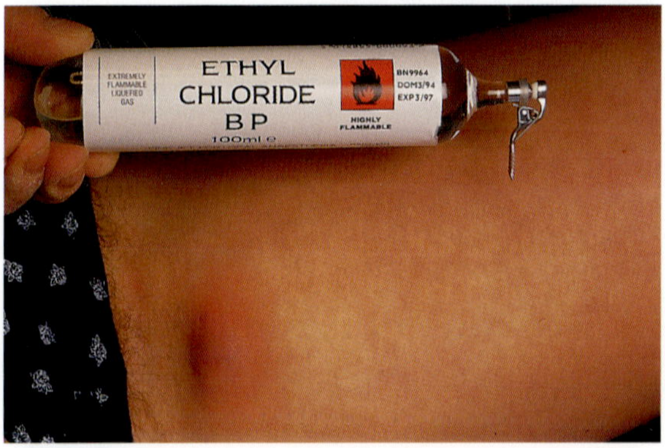

Abb. 142

Chloräthyl wird auf die Spitze des Abszesses gesprüht, um eine Anästhesie zu erzeugen.

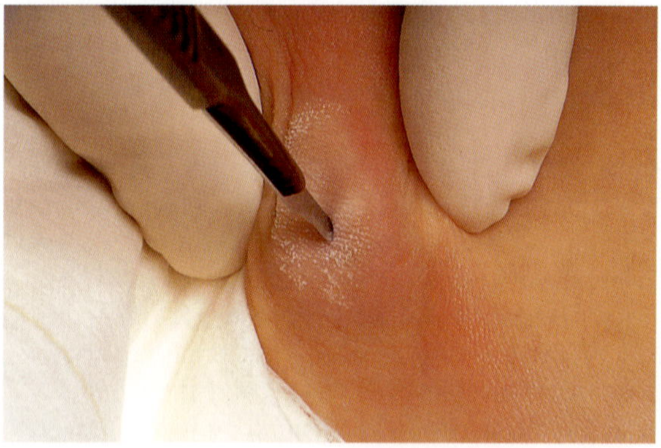

Abb. 143

An der Spitze des Abszesses wird eine kreuzförmige Inzision gelegt.

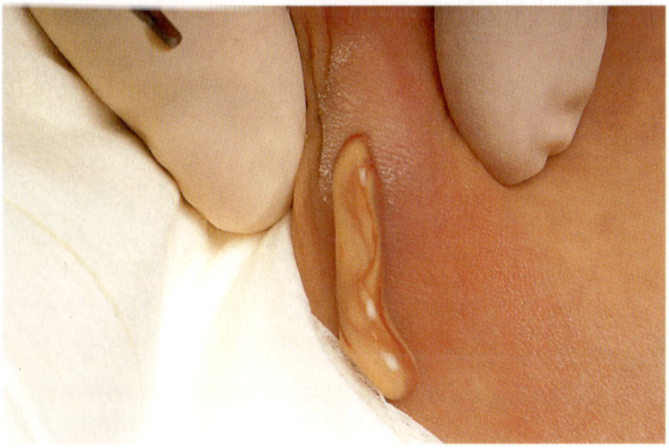

Abb. 144

Freier Ablauf des Eiters.

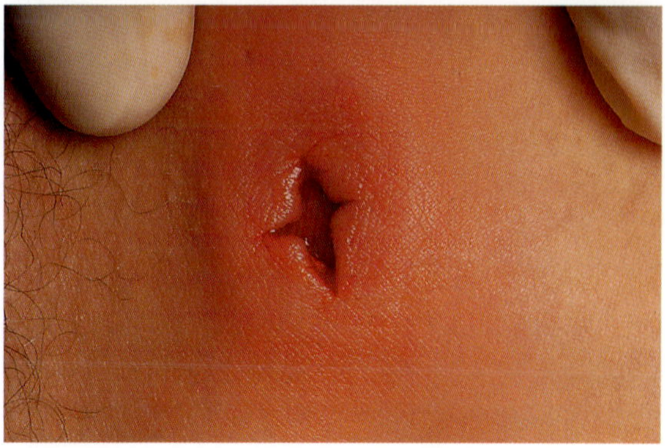

Abb. 145

Die reine Abszeßhöhle, die z.B. mit Paraffingaze tamponiert werden kann.

34 Biopsie von Hautveränderungen

Die Hautbiopsie ist eine Maßnahme der kleinen Chirurgie, die gelegentlich in besonderen Situationen nützlich ist, zum Beispiel, um die Diagnose einer großen Hautveränderung zu sichern, bevor man die Behandlung festlegt (z.B. fraglich bei präkanzerösen Dermatosen). Die Hautbiopsie sollte jedoch mit Vorsicht angewandt werden: Wenn Sie einen Patienten mit einer pigmentierten Hautveränderung haben, die nur irgend möglich ein malignes Melanom sein könnte, sollten Sie ihn besser unverzüglich an einen Hautarzt überweisen, anstatt eine Biopsie zu versuchen.

Es gibt drei Arten der Hautbiopsie:

Biopsie durch Exzision (Abb. 146–149)

Wie der Name sagt, bedeutet das die Exzision der ganzen Veränderung und ihre Einsendung zur Histologie. Das ist nur bei kleinen Veränderungen anwendbar

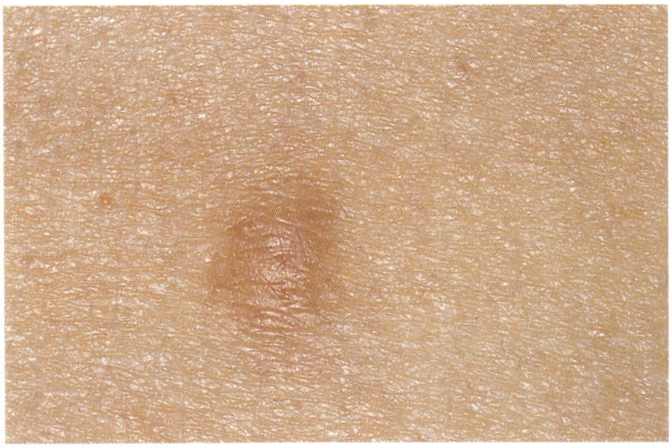

Abb. 146

Eine Hautveränderung am Bein, die zur Diagnostik entfernt werden soll.

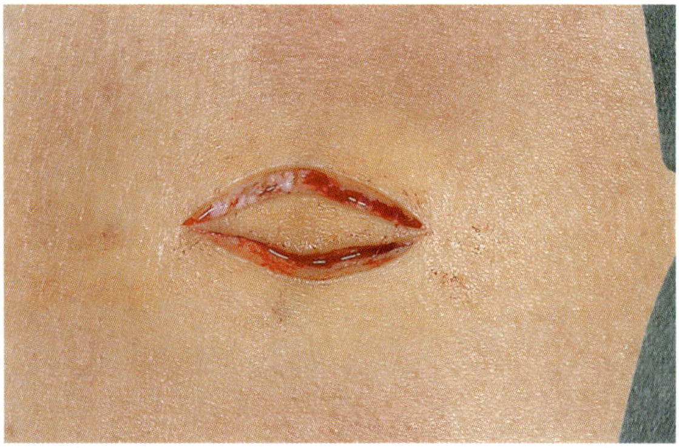

Abb. 147

Mit einem guten Rand gesunder Haut wird eine elliptische Inzision gelegt.

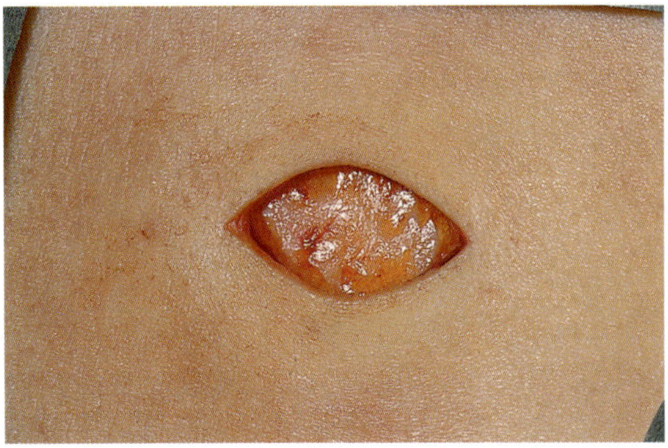

Abb. 148

Das Präparat ist entfernt, orientierend gekennzeichnet und in Formalin gelegt (s. Text).

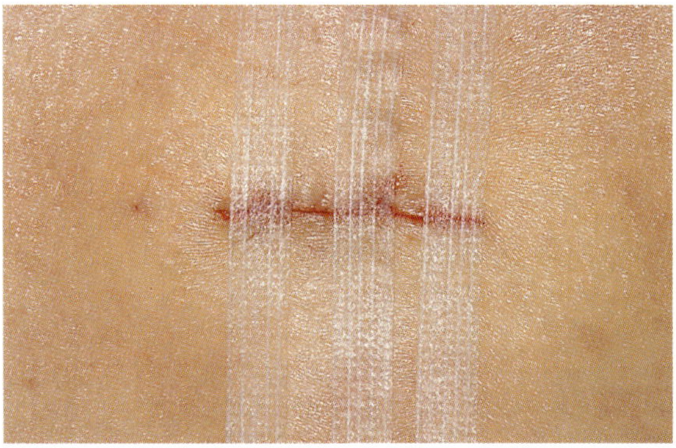

Abb. 149

Wundverschluß mit Subkutannähten und Steristrips.

(weniger als etwa 1 cm im Durchmesser), die nicht an straffen Hautpartien liegen (Nase, Ohren). Veränderungen im Gesicht werden am besten zum Spezialisten überwiesen.

Die Technik der exzidierenden Biopsie:

1. Nach der Hautdesinfektiom injizieren Sie 1%iges Lidocain ellipsenförmig um die Hautpartie, die exzidiert werden soll. Injizieren Sie nicht direkt in die Veränderung, das könnte die Histologie stören.
2. Legen Sie eine elliptische Inzision entlang der Hautspaltlinien im Abstand von 3 mm von der Veränderung. Es ist unbedingt erforderlich, die ganze Veränderung mit einem Rand normaler Haut zu exzidieren.
3. Markieren Sie das Exzidat mit einem Hautfaden an einer Seite, z.B. dem linken lateralen Rand, zur Orientierung für den Pathologen.
4. Inzidieren Sie bis auf die Fettschicht hinunter, so daß die ganze Hautveränderung mit ein wenig vom darunterliegenden Fettgewebe entfernt wird.
5. Nach Entfernung wird das ganze Exzidat mit dem Markierungsfaden in ein Formalingefäß gegeben und zusammen mit genauer Beschreibung der Lage, der Orientierung, der Anamnese und der Symptome sogleich an das Labor geschickt. Je mehr Sie dem Pathologen mitteilen können, um so leichter wird er befunden können. Beachten Sie, daß es für die Analyse unabdingbar ist, ein Dissekat in voller Dicke zu erhalten.
6. Ein oder zwei Nähte sollten ausreichen, den Hautspalt zu schließen. Bei größeren Defekten kann es erforderlich sein, die Hautränder erst mit einer Sukutannaht aus farblosem Vicryl zu adaptieren.

Inzidierende Biopsie

Bei größeren Veränderungen kann eine inzidierende Biopsie durchgeführt werden. Sie sollten eine typische Stelle der Veränderung auswählen, bis zum darunterliegenden Fettgewebe inzidieren (wie beschrieben) und ein Stück der gesunden Haut zum Vergleich miterfassen. Die Technik der Stanz-Biopsie ist leichter und wird von vielen der Inzisionsbiopsie vorgezogen.

Stanz-Biopsie

Ein leicht durchführbarer, effektiver Weg, um eine Biopsie aus einer größeren Veränderung oder einem Hautausschlag zu erhalten. Die Technik:

1. Wählen Sie ein repräsentatives Gebiet aus der Veränderung aus (Abb. 150). Hier werden Sie nur eine Biopsie aus der Veränderung, nicht auch aus der gesunden Haut erhalten.
2. Nach Hautreinigung und Desinfektion injizieren Sie 1%iges Lidocain mit Adrenalin oberflächlich in die Entnahmestelle. Natürlich wird Adrenalin niemals an den Extremitäten wie Fingern, Zehen, Nase, Ohr und Penis benützt.

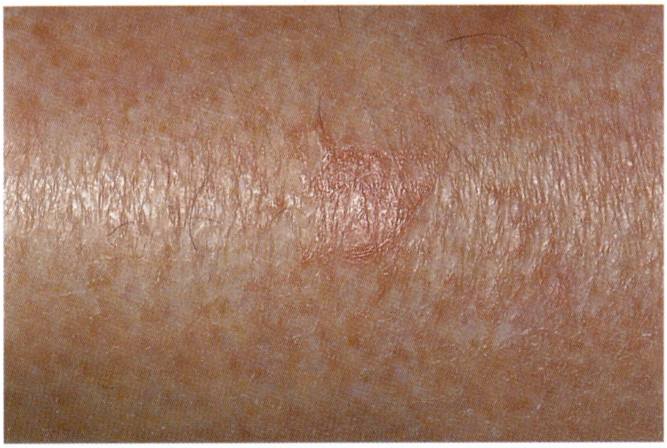

Abb. 150

Eine schuppende Hautveränderung am Bein mit fraglicher Diagnose.

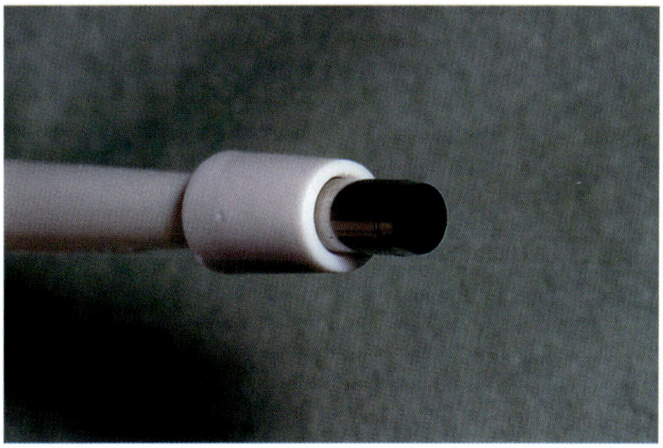

Abb. 151

Die Biopsie-Stanze.

3. Wenn die Anästhesie sitzt, halten Sie die Biopsie-Stanze (Abb. 151) vertikal auf die Haut, und mit einer kleinen Drehung drücken Sie die Stanze in die Haut, bis Sie auf das darunterliegende Fettgewebe kommen.
4. Unter Zurücklassung eines Gewebekerns entfernen Sie die Stanze (Abb. 152). Dieser kann dann mit einem Häkchen zart entfernt werden, wobei man mit einer Schere das Fettgewebe durchschneidet (Abb. 153).
5. Die Hautbiopsie wird dann, wie oben beschrieben, in einem Formalingefäß zusammen mit kompletter Beschreibung der Lage, der Symptome, der Erscheinung der Veränderung u.s.w. zur Analyse gesandt.
6. Die zurückbleibende kreisförmige Wunde kann mit monofilen Nähten (Prolene) verschlossen werden. Entfernen Sie die Fäden nach fünf bis sieben Tagen.

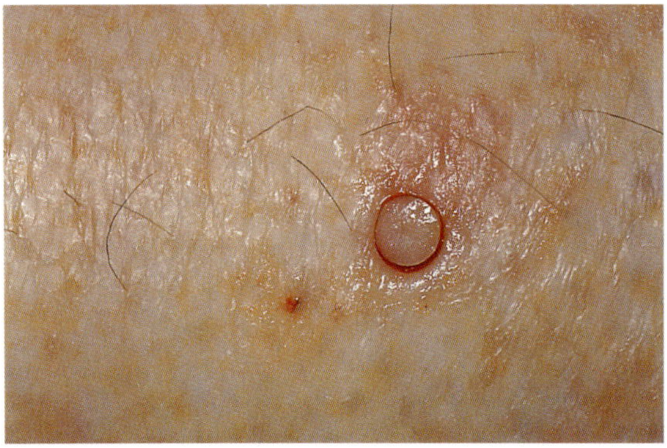

Abb. 152

Nach Entfernen der Stanze verbleibt ein Gewebepfropf der Haut.

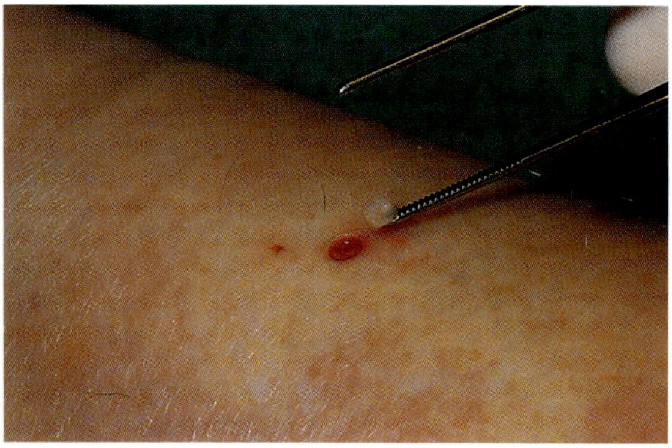

Abb. 153

Mit der Pinzette wird die Biopsie abgehoben. Dann wird die Haut mit einem monofilen Faden verschlossen.

35 Vasektomie

Vasektomie

Die chirurgische Technik der Vasektomie gehört ebenfalls zur kleinen Chirurgie. Dabei ist es besonders wichtig, sicherzustellen, daß der Patient und seine Partnerin vor der Operation eingehend aufgeklärt werden, und es ist unbedingt erforderlich, einen Aufklärungsbogen und eine Einverständniserklärung auszufüllen und unterschreiben zu lassen.

Der Patient und seine Partnerin sollten darauf aufmerksam gemacht werden, daß a. die Vasektomie ein irreversibler Vorgang ist (es ist schwierig, eine Vasektomie erfolgreich rückgängig zu machen: sogar in den besten Zentren besteht nur eine Chance von 50% innerhalb von zwei Jahren nach der Operation) und b. es die geringe Möglichkeit eines Fehlschlags gibt (auf Rekanalisation oder Reduplikation des Vas deferens zurückgehend). Fragen Sie auf der eventuellen Checkliste, ob die Partnerin eine gynäkologische Operation vorhat – wenn sie schon für eine Laparoskopie vorgesehen ist, kann es ihr vernünftiger erscheinen, dabei eine Sterilisation durchführen zu lassen, als die Vasektomie beim Mann. Es lohnt sich, den Patienten zu fragen, ob er bei früheren Operationen ohnmächtig geworden ist: Bei Operationen in diesem Gebiet können vasovagale Attacken auftreten, und wenn der Patient dazu neigt, wird er besser in eine Klinik überwiesen.

Die Einverständniserklärung sollte, am besten von beiden Partnern unterschrieben, die Bestätigung enthalten, daß der Patient die Aufklärung erhalten und verstanden hat. Es ist nicht unbedingt erforderlich, aber sinnvoll, daß beide Partner der Vasektomie zustimmen.

Technik der Vasektomie

Sie ist in Abb. 154–165 dargestellt. Einige Punkte müssen besonders betont werden:

1. Gewährleisten Sie, daß Sie von einem kompetenten Chirurgen ausreichend ausgebildet sind, bevor Sie selbständig damit anfangen. Die Vasektomie hat eine vermeidbare Komplikationsrate, und der Erfolg hängt von einer guten Operationstechnik ab.
2. Wenn der Patient die Schamhaare nicht vorher abrasiert hat, sollte man dies unmittelbar vor der Operation tun.
3. Decken Sie sorgfältig ab, so daß nur das Skrotum sichtbar ist.
4. Vor Beginn der Operation sollten Sie die Hoden und die Vasa nochmal palpieren, um jegliche pathologische Veränderung auszuschließen (obwohl das vorher auch schon geschehen sein sollte). Hüten Sie sich vor Patienten mit einer Varikozele!
5. Reinigen und desinfizieren Sie das Skrotum und Umgebung gründlich vor der Injektion der Lokalanästhesie.
6. Gehen Sie beim Umgang mit dem Skrotum und beim Injizieren der Lokalanästhesie zart um und injizieren Sie das Lidocain langsam – dies ist der Teil der Maßnahmen, bei dem am häufigsten Ohnmacht, Bradykardie oder sogar tonisch-klonische Anfälle auftreten.
7. Da ein gewisses Risiko für Ohnmacht, Bradykardie oder einen Anfall besteht, führen Sie nie eine Vasektomie ohne Anwesenheit eines Assistenten und ohne bereitliegende Wiederbelebungsausrüstung aus.
8. Benützen Sie überall resorbierbare Fäden wie Vicryl. Benützen Sie keine nichtresorbierbaren Fäden wegen des Risikos einer Spermafistel.
9. Es ist sinnlos (außer das Erscheinungsbild ist ungewöhnlich), das entfernte Stück Vas deferens zur Histologie einzusenden – vorausgesetzt, natürlich, daß Sie sicher sind, das Vas entfernt zu haben.

Postoperative Nachsorge

Hauptkomplikation ist die Blutung. Ein Skrotalhämatom ist eine ernsthafte Komplikation, und es kann die Vitalität der Hoden beeinträchtigen (und auch für den Patienten Leid verursachen). Ein Skrotalhämatom muß

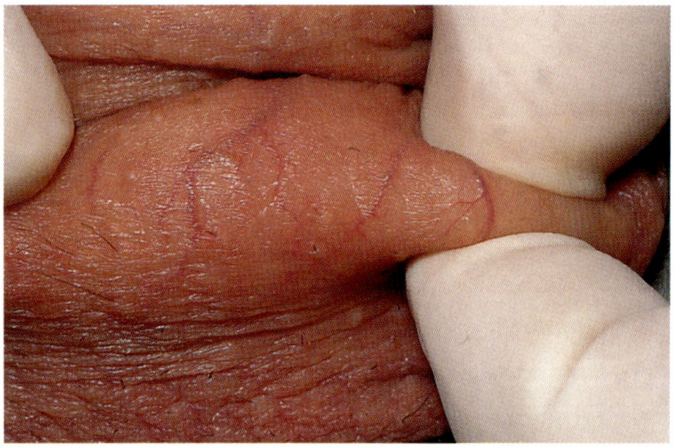

Abb. 154

Das Vas deferens wird identifiziert und zwischen den Fingern gehalten.

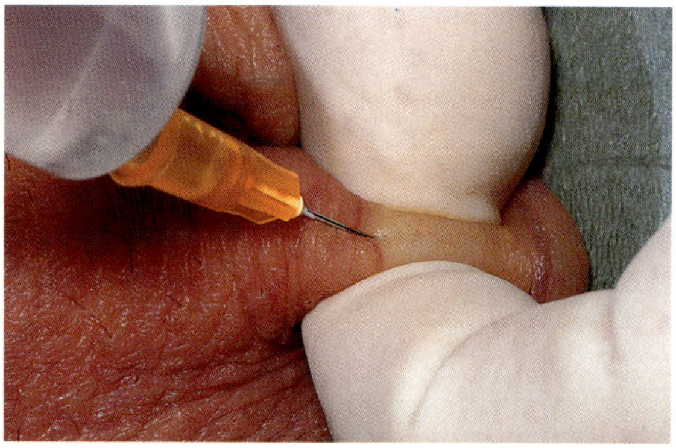

Abb. 155

Vas und Skrotalhaut werden mit 1%igem Lidocain infiltriert.

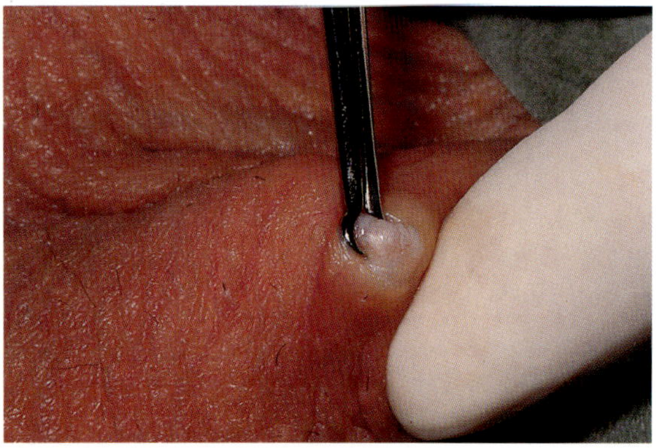

Abb. 156

Inzision und Darstellen des Vas.

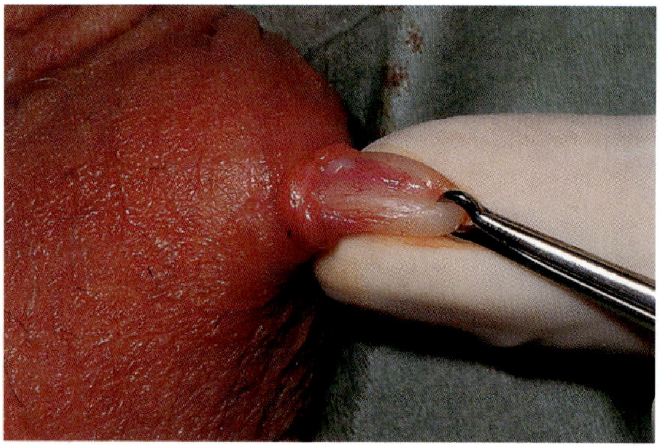

Abb. 157

Das Vas wird mit der Vasektomiezange gehalten.

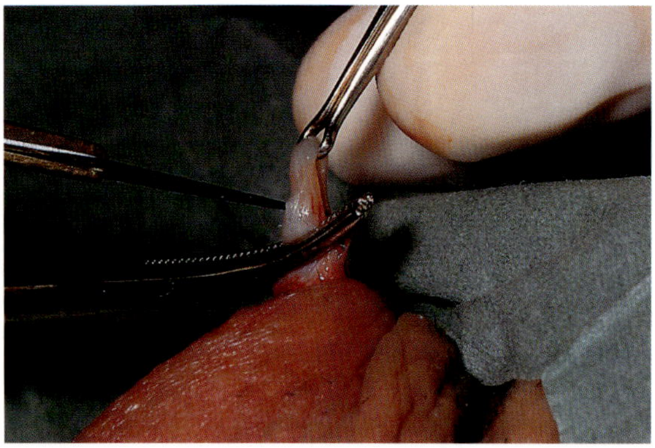

Abb. 158

Nach sorgfältigem Freipräparieren von anliegenden Gefäßen werden am proximalen und distalen Bereich Clips angelegt, bevor das Vas durchtrennt wird.

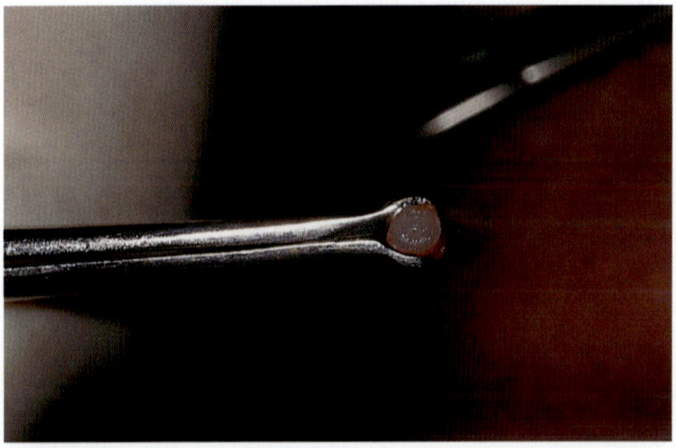

Abb. 159

Nahaufnahme der typischen Schnittfläche des Vas.

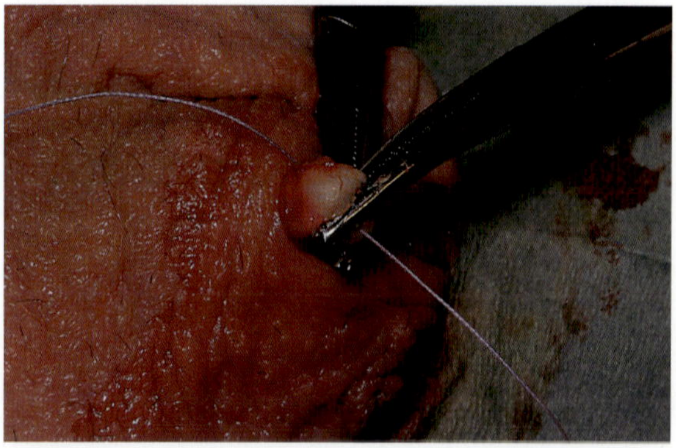

Abb. 160

Das distale Ende des Vas wird nun umgedreht und mit Vicryl mit sich selbst vernäht.

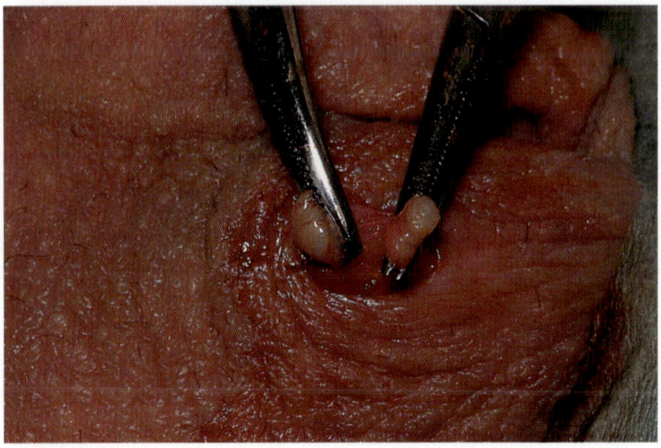

Abb. 161

Proximales und distales Ende vor der Kauterisation.

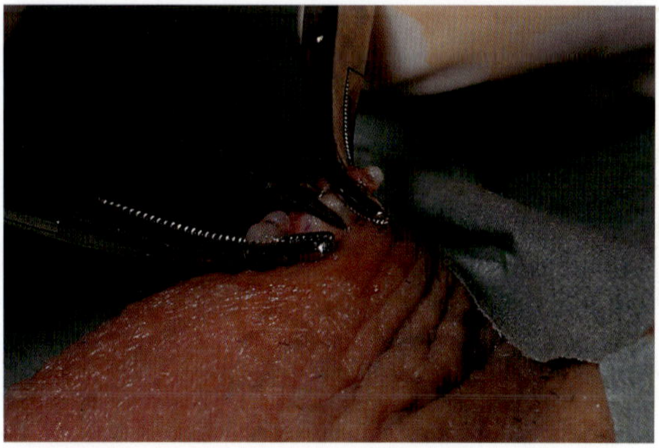

Abb. 162

Bipolare Kauterisation des proximalen Endes.

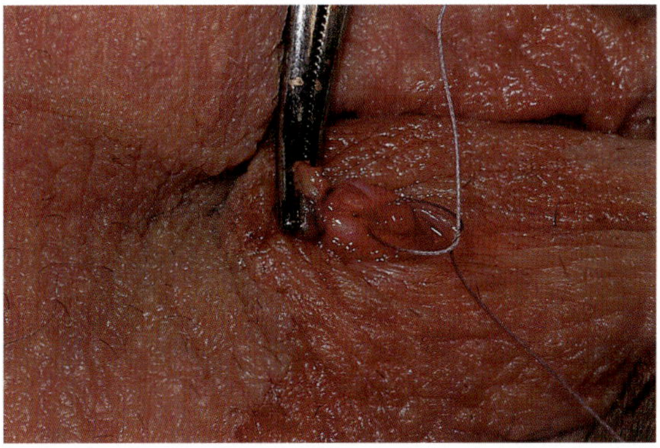

Abb. 163

Nach der Kauterisation läßt man das proximale Ende in die Scheide zurückschlüpfen, die mit Vicryl geschlossen wird.

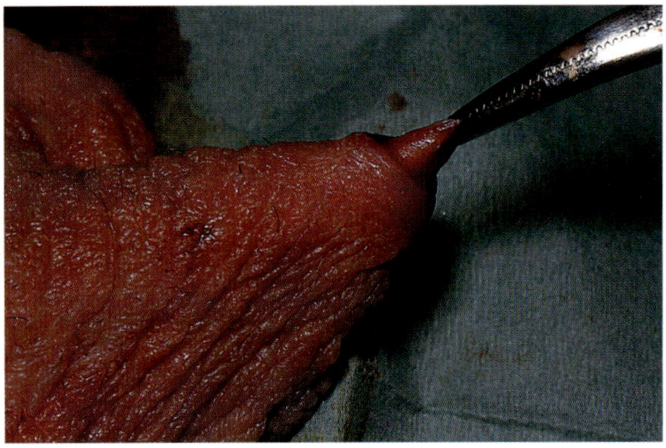

Abb. 164

Nach dem Zurücksinken des durchtrennten Vas ins Skrotum wird vor dem Wundverschluß die Tunica dartos mit einer Klemme gefaßt.

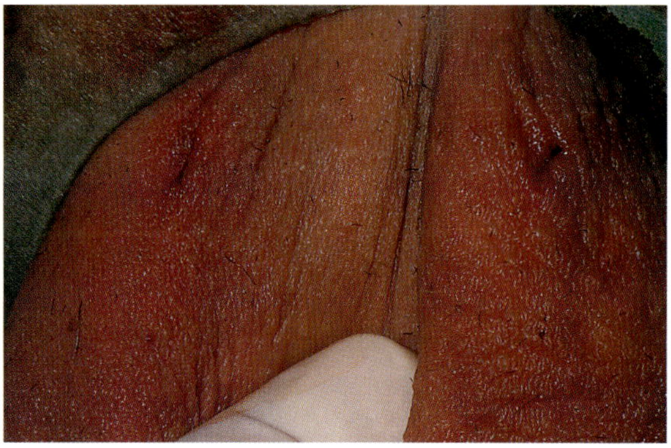

Abb. 165

Die symmetrischen bilateralen Wunden nach der Naht der Tunica dartos beiderseits nach der Vasektomie. Nach der Vasektomie werden die Patienten angehalten, zwei Tage lang dicht anliegende Unterhosen zu tragen und an den nächsten zwei bis drei Tagen nichts Schweres zu heben.

evtl. notfallmäßig drainiert werden, und das bedeutet, daß ein Kollege bereit sein muß, der nötigenfalls in der Lage ist, auch außerhalb normaler Zeiten diese Komplikation zu beheben. Beachten Sie, daß dies in der Klinik in Vollnarkose und nicht in der Praxis geschehen muß. Um die Gefahr einer Blutung zu vermindern, verfahren Sie peinlichst genau bei der Blutstillung durch Abklemmen, Ligieren und Kauterisieren der Gefäße bei den ersten Anzeichen einer Blutung.

Wundinfektionen sind bei der Vasektomie relativ selten, vorausgesetzt Sie sind, wie beschrieben, steril vorgegangen. Sie sprechen gewöhnlich gut auf Antibiotika an.

Im Anschluß an eine Operation muß die Untersuchung von Ejakulatproben in die Wege geleitet werden. Der Patient sollte mit zwei Gewebsbehälter für Ejakulat acht und zwölf Wochen nach der Vasektomie versorgt werden, außerdem mit einer Anweisung zur Gewinnung des Ejakulats.

Wenn die Untersuchung auf Spermien negativ ausfällt, sollte dies dem Patienten und ggf. seinem Hausarzt schriftlich mitgeteilt werden.

36 Hochfrequenzbehandlung von Besenreiservenen

Die Hochfrequenzbehandlung ist nur zur Behandlung der Besenreiservenen, nicht der varikösen Venen anwendbar. Sie wird nur angewandt, um ein gutes kosmetisches Ergebnis zu erzielen.

Technik (Abb. 166–169)

Lokalisieren Sie die Besenreiservenen und reinigen Sie die Haut. Nach Abtrocknung punktieren Sie die Vene mit einer spitzen Hochfrequenznadel und wenden 0,2–0,4 W etwa eine Sekunde lang an. Diesen Vorgang wiederholen Sie mit Unterbrechungen an den Venen entlang. Man kann 20 bis 30 Stiche an einem Besenreiser benötigen.

Machen Sie den Patienten darauf aufmerksam, daß anschließend etwas Juckreiz auftreten kann.

Kontrollieren Sie in 2 bis 4 Wochen das kosmetische Ergebnis nach.

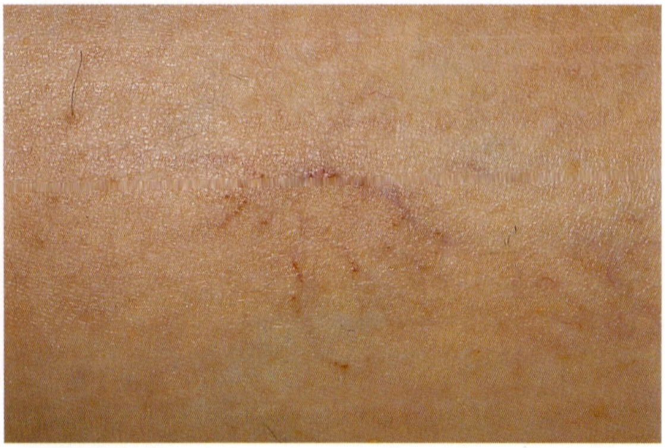

Abb. 166

Typische Besenreiservenen.

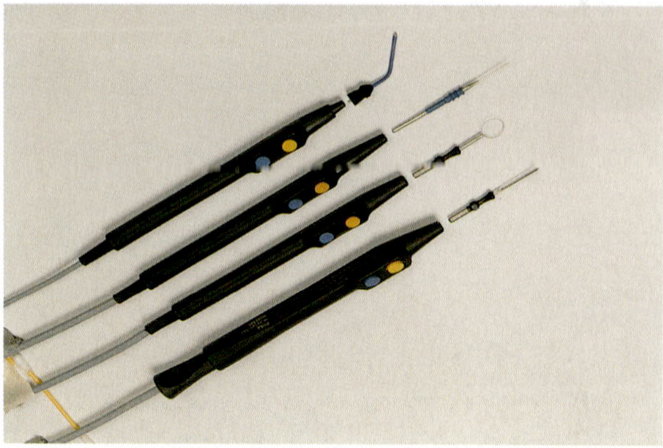

Abb. 167

Auswahl verschiedener Hochfrequenznadeln (Fa. Erbe). Für die Behandlung von Besenreiservenen eignet sich besonders eine dünne spitze Hochfrequenznadel.

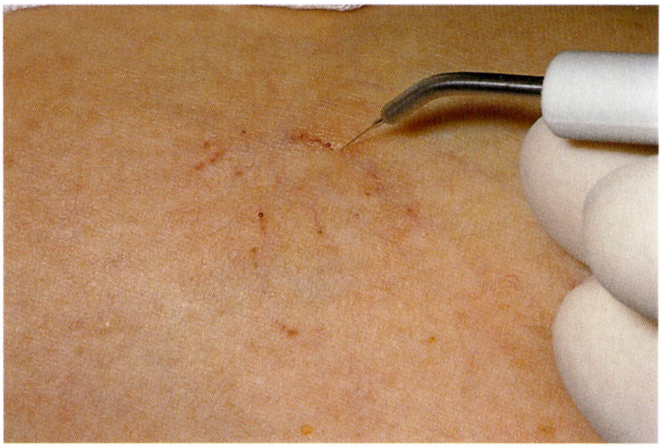

Abb. 168

Unterbrochenes Punktieren der Vene mit 0,2–0,4 W für 1 s.

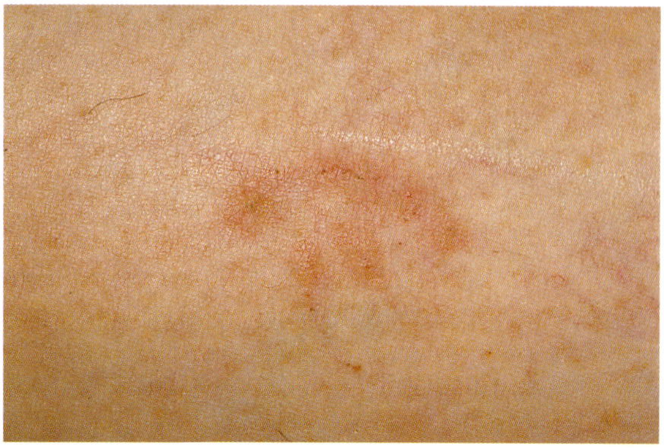

Abb. 169

Erscheinung unmittelbar nach der Behandlung.

37 Durchtrennen des Frenulum praeputii

Dies ist ein weiteres Beispiel für die Indikation einer einfachen Technik der kleinen Chirurgie. Der Patient klagt über Einreißen des Frenulums beim Koitus mit Schmerz und gelegentlicher Blutung. Die Durchtrennung des Frenulums behebt die Symptome. Beachten Sie, bei Operationen in dieser Gegend niemals Adrenalin zu verwenden.

Die Technik wird in Abb. 170–173 gezeigt. Der Patient sollte angehalten werden, sich im Anschluß an die Operation für zwei bis drei Wochen des Geschlechtsverkehrs zu enthalten und sich zu melden, wenn stärkere Schmerzen oder eine Blutung auftreten.

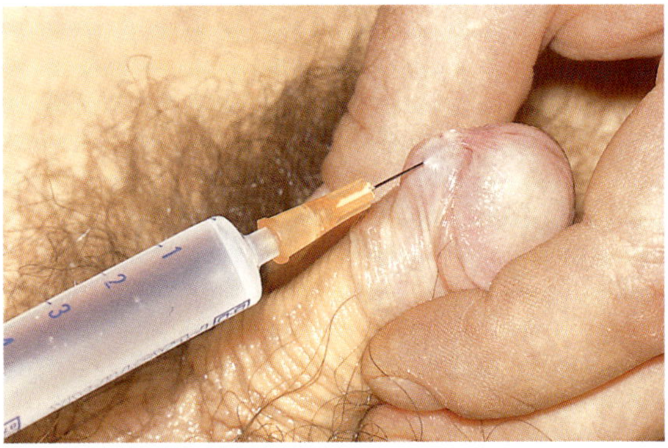

Abb. 170

Infiltration von 1–2 ml 1%iges Lidocain ins Frenulum.

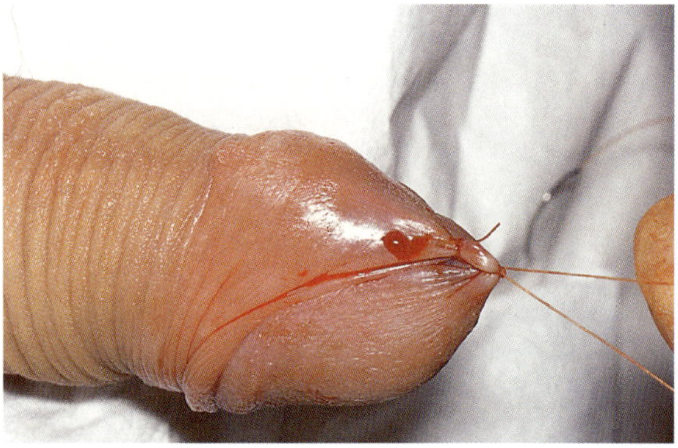

Abb. 171

Zu beiden Seiten der vorgesehenen Inzision werden Catgutfäden gelegt.

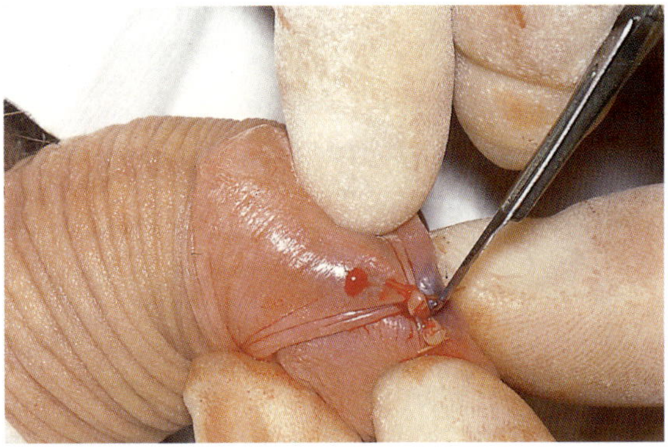

Abb. 172

Durchtrennung zwischen den Catgutnähten mit einer 15er Klinge.

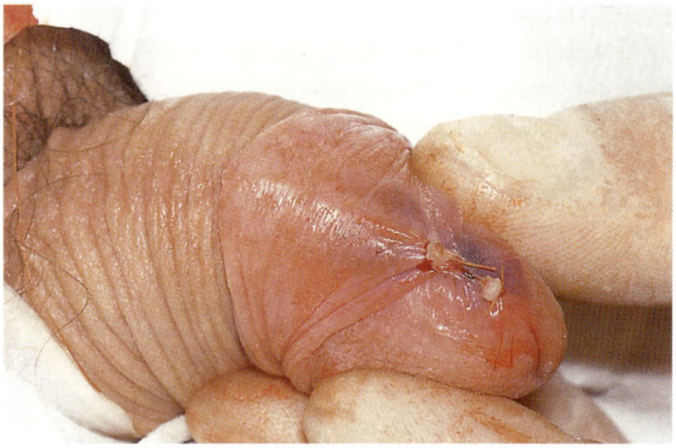

Abb. 173

Ergebnis des zwischen den Nähten durchtrennten Frenulums.

38 Hämorrhoiden und ihre Behandlung

Hämorrhoiden (Hämorrhoidalknoten) können sich in verschiedener Weise bemerkbar machen, so als rektale Blutung, perianale Schmerzen, Pruritus ani und als perianale Knoten. Es sind überfüllte Venenpolster, und die Differentialdiagnose umfaßt rektale oder anale Polypen, Hautanhängsel und den rektalen Prolaps. Fissuren, Abszesse und Fisteln sind leicht zu erkennen und sollten kein diagnostisches Problem darstellen.

Hämorrhoiden können folgendermaßen klassifiziert werden:

- erstgradig, wenn sie auf das untere Rektum und den oberen Analkanal beschränkt sind. Diese veranlassen den Patienten gewöhnlich dazu, sich wegen rektaler Blutungen vorzustellen.
- zweitgradig, wenn sie nach der Defäkation prolabieren, aber ansonsten innerlich liegen.
- drittgradig, wenn sie unabhängig von der Defäkation nach außen prolabiert sind.

Patienten, die sich wegen rektaler Blutung vorstellen

Alle Patienten, die sich wegen rektaler Blutung vorstellen, müssen entsprechend untersucht werden, um ein Karzinom/Polyp auszuschließen. Strenggenommen bedeutet das in jedem Fall eine Sigmoidoskopie, aber wenn es sich bei einem Patienten mit niedrigem Risiko um eine stark blutende Verletzung handelt, kann die Blutung nach rektaler Untersuchung und Proktoskopie behandelt und die Nachuntersuchung für später vorgesehen werden. Eine Sigmoidoskopie und vielleicht eine Kolonoskopie/Bariumeinlauf ist bei Patienten mit rektaler Blutung unbedingt erforderlich, die:

- älter als 40 Jahre sind
- eine Änderung im Stuhlverhalten bemerken
- Blutabgang mit Schleim vermischt haben
- zugleich Bauchschmerzen haben
- dunkles Blut, mit Stuhl vermischtes statt frisches rotes Blut bemerken
- anamnestisch eine familiäre Häufung von Polypen haben
- eine kräftige Blutung aufweisen
- wiederholte oder persistierende Blutung aufweisen
- keine erkennbare äußere Ursache für ihre Blutung haben.

Die Behandlung der Hämorrhoiden

Injektion, Gummiband-Ligatur oder Hämorrhoidektomie sind verschiedene Möglichkeiten, aber viele kleine Hämorrhoiden können durch eine schlackenreiche Diät (anfänglich zusammen mit der Gabe von Laktulose, wenn der Stuhl hart ist) und der lokalen Anwendung einer Steroid/Lokalanästhesie-Salbe konservativ behandelt werden. Achten Sie auf Empfindlichkeitsreaktionen nach lokalen Anwendungen, die den Juckreiz verstärken können.

Große prolabierte drittgradige Hämorrhoiden werden eine chirurgische Abtragung im Krankenhaus erforderlich machen (Hämorrhoidektomie), aber die meisten anderen Hämorrhoiden von mittlerer Größe, oder die auf konservative Behandlung nicht reagieren, können in der Praxis mit kleiner Chirurgie behandelt werden. Thrombosierte äußere Knoten (perianale Hämatome) sind häufige Erscheinungen und sie werden oft ohne chirurgische Maßnahmen resorbiert. Bei einem großen, akut schmerzhaften perianalem Hämatom genügt eine einfache Entleerungsmaßnahme.

Technik der Drainage eines perianalen Hämatoms

1. Legen Sie den Patienten auf die linke Seite.
2. Wenn erforderlich, können 2 ml 1%iges Lidocain infiltriert werden. Alternativ kann ein Chloräthylspray angewandt werden.
3. Inzidieren Sie das Hämatom mit einer 10er Klinge.
4. Spülen Sie mit physiologischer Kochsalzlösung.
5. Legen Sie einen nicht verklebenden, saugfähigen Verband an. Wechseln Sie den Verband anfangs täglich und sorgen Sie dafür, daß der Patient nach dem Stuhlgang badet und sich peinlichst reinigt.

Injektion der Hämorrhoiden

Das ist eine gebräuchliche Technik für die Praxis.
Sie brauchen:

- ein Proktoskop mit einer guten Lichtquelle
- eine Injektionsspritze für Hämorrhoiden mit Kanüle
- zwei 5 ml-Ampullen einer öligen Phenolinjektionslösung.

Beachten Sie, daß Sie keine Lokalanästhesie benötigen.

Technik

1. Zuerst legen Sie den Patienten auf die linke Seite.
2. Decken Sie bis auf die anorektale Region alles ab.
3. Führen Sie den behandschuhten Finger ein, um sich noch einmal zu überzeugen, daß außer den Hämorrhoiden keine andere erkennbare pathologische, rektale oder anale, Veränderung vorliegt.

Nach Entfernen des Fingers bestreichen Sie das Proktoskop mit einem Gleitmittel und führen es in voller Länge vorsichtig ein.

4. Entfernen Sie den Obturator vom Proktoskop und schalten Sie das Licht an. Beim langsamen, zarten Zurückziehen des Proktoskops sollten die Hämorrhoiden bei 3, 7 und 11 Uhr zu sehen sein (Abb. 174 A).
5. Identifizieren Sie die Hämorrhoide klar, die Sie injizieren wollen. Injizieren Sie oberhalb der Linea dentata (unterhalb wäre es zu schmerzhaft), langsam und zart 2–3 ml der öligen Phenollösung submukös in die Basis des Knotens (Abb. 174 B). Während der Injektion sollten Sie das sanfte Anschwellen der Mukosa sehen. Der Patient spürt keine Schmerzen, es sei denn die Injektion liegt entweder zu tief oder erfolgt zu schnell. Gelegentlich tritt während der Injektion ein Hämatom auf, aber das ist kaum von Bedeutung. Verschüttetes Öl sollte sofort aufgewischt werden. Komplikationen gibt es wenige, aber Hämatom (starke Blutungen erfordern Tamponade) und Ulzeration können dazu führen, daß das gewünschte Ergebnis nicht erreicht wird. Vermeiden Sie die Injektion der Prostata! Der Vorgang kann an allen drei Stellen wiederholt werden, bis das maximale Volumen von 10 ml erreicht ist. Nach sechs Wochen sollte eine Nachuntersuchung erfolgen, und dann sollte ein rektales Hämatom resorbiert sein.

Gummiband-Ligatur der Hämorrhoiden (Abb. 175)

Wieder eine ganz einfache Technik, die ohne jede gefährliche Chemikalie ein schnelles Ergebnis liefert. Viele ziehen diese Technik der Injektion vor.
Dazu ist erforderlich:

- ein Proktoskop mit guter Lichtquelle
- ein Applikator
- Gummizügel
- eine abgewinkelte Pinzette.

Technik

1. Laden Sie den Applikator mit einem Gummiband.
2. Legen Sie den Patienten auf die linke Seite. Decken Sie den Patienten bis auf die anorektale Region ab.
3. Bestreichen Sie das Proktoskop mit dem Gleitmittel, und führen Sie es in ganzer Länge ein.
4. Entfernen Sie den Obturator, und schalten Sie das Licht ein, um die Hämorrhoiden darzustellen.

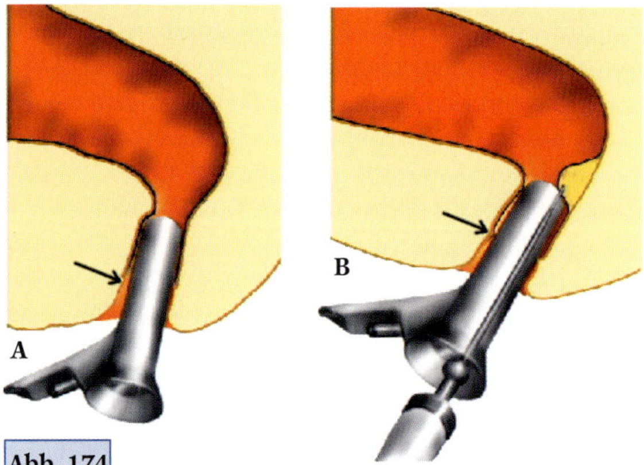

Abb. 174

A. Einführen des Proktoskops. **B.** Einbringen des Phenols oberhalb der Linea dentata, die durch die Einengung zu erkennen ist.

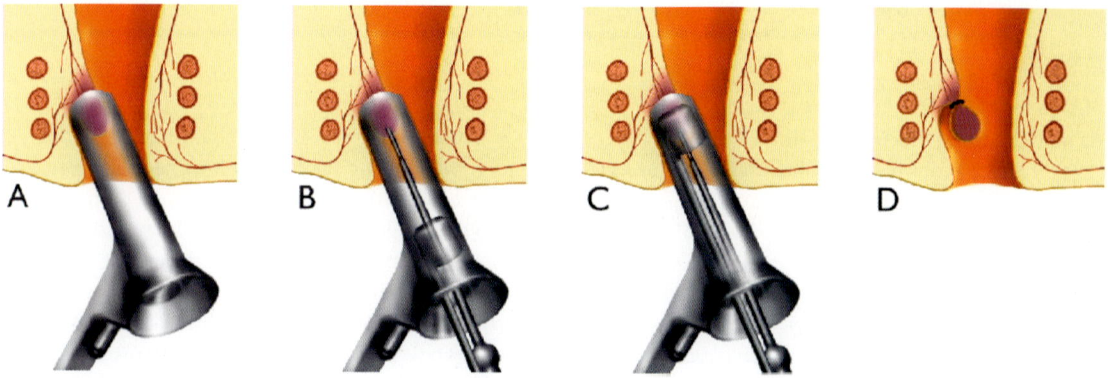

Abb. 175

A. Eine an der Spitze des Proktoskops gesehene Hämorrhoide. **B.** Die Hämorrhoide wird durch den Applikator gefaßt. **C.** Vor der Auslösung wird die Hämorrhoide durch den Applikator gezogen. **D.** Die abgeschnürte Hämorrhoide.

5. Führen Sie den Applikator durch das Proktoskop ein. Führen Sie die abgewinkelte Pinzette in die Öffnung des Applikators ein.
6. Identifizieren Sie die Hämorrhoide, die unterbunden werden soll, und fassen Sie sie mit der Pinzette oberhalb der Linea dentata (sonst wäre es zu schmerzhaft). Mit der Pinzette ziehen Sie den Knoten durch die Öffnung des Applikators. Überzeugen Sie sich, daß der Hals des Knotens gut im Applikator ist, bevor Sie auslösen. Ein besonders großer Knoten kann zwei Zügel benötigen.
7. Wiederholen Sie den Vorgang bei den anderen Knoten. Danach sollten Sie dem Patienten ein paar Minuten Ruhe gönnen.

Die Hauptkomplikationen sind Schmerz, Abgleiten der Ligatur und Blutung. Der Patient kann etwa 48 Stunden lang nach der Ligatur ein erträgliches unangenehmes Gefühl verspüren. Eine wesentliche Blutung ist eine seltene aber bedeutende Komplikation.

Der Knoten geht gewöhnlich in ein paar Tagen ab – machen Sie den Patienten darauf aufmerksam, daß dies mit etwas Blutung und Sekretabgang von bis zu 10 bis 14 Tage Dauer verbunden sein kann. Empfehlen Sie Einlagen zu tragen, um die Kleidung zu schonen. Eine Nachuntersuchung ist in einer Woche sinnvoll.

39 Sigmoidoskopie

Das ist eine wertvolle Maßnahme für die Praxis. Zusätzlich zu den Patienten mit rektaler Blutung wird die Sigmoidoskopie bei Patienten, die sich wegen Stuhlunregelmäßigkeiten vorstellen (einschließlich ungeklärter Diarrhoe, oder Verdacht auf Colitis), angewandt, auch zur Nachuntersuchung vorher diagnostizierter und behandelter Veränderungen (besonders tubulovillöser Adenome), und zur Kontrolle von Patienten mit Proktitis und Colitis ulcerosa.

Reihenuntersuchungen (Screening) mittels Sigmoidoskopie

Die Hauptindikation für die Sigmoidoskopie könnte in Zukunft die Vorsorgeuntersuchung auf kolorektale Karzinome durch einmalige Sigmoidoskopie der Altersgruppen von 55 bis 60 Jahren sein, mit Koloskopie bei den 3–5%, bei denen hochriskante Adenome gefunden werden. Durch diese Vorsorgeuntersuchung könnten z. B. in Großbritannien jährlich 5500 kolorektale Karzinome und 3500 Tote vermieden werden[1]. In den USA werden jährliche Tests auf okkultes Blut im Stuhl und alle 3–5 Jahre eine Sigmoidoskopie ab einem Alter von 50 Jahren empfohlen. Für die Vorsorgeuntersuchung wird das flexible 65 cm-Sigmoidoskop empfohlen, mit dem man über den Rektosigmoidübergang gelangt und somit 60% aller kolorektalen Karzinome erreicht.

Die Arten der Sigmoidoskopie

Drei Arten von Sigmoidoskopen kommen in Betracht:

1. das starre Sigmoidoskop. Dieses ist billig, leicht zu handhaben und hält ein Leben lang. Unglücklicherweise hat es nur einen begrenzten Bereich, es reicht gewöhnlich nur 15–20 cm hoch. So ist es effektiv nur ein Rektoskop, und Tumore oberhalb des Rektum-Sigma-Übergangs werden nicht erfaßt. Bei der Vorsorgeuntersuchung auf ein kolorektales Karzinom, wenn es sich um einen Patienten der Hochrisikogruppe (über 40 Jahre) handelt oder wenn eine besorgniserregende rektale Blutung besteht (z. B. dunkles Blut mit Stuhl vermischt), sollte besser ein flexibles Sigmoidoskop benützt werden. Das starre Sigmoidoskop mag bei jüngeren Patienten (unter 40 Jahren) angebracht sein, bei denen eine rektale Blutung auf Hämorrhoiden oder Colitis zurückgeht und bei denen ein geringeres Risiko besteht, ein Karzinom zu übersehen.
2. das Einmal-Sigmoidoskop aus Plastik. Ideal für die Praxis, aber es hat genau die gleiche Einschränkung wie das starre Sigmoidoskop, d. h. einen eingeschränkten Bereich.
3. das flexible Sigmoidoskop. Wenn irgendein erhöhtes Risiko eines kolorektalen Karzinoms vorliegt, ist dieses das Sigmoidoskop der Wahl. Es reicht 50–60 cm hoch und erfaßt damit 60% aller kolorektalen Karzinome. Leider kostet es viel (in bezug auf Sterilisation und Anschaffung).

Vorbereitung und Technik der Sigmoidoskopie (Abb. 176–179)

Eine Vorbereitung am Tag vorher ist nicht erforderlich. Etwa 30 Minuten vorher erhält der Patient ein Klistier (Practo-Clyss oder Mikroklist).

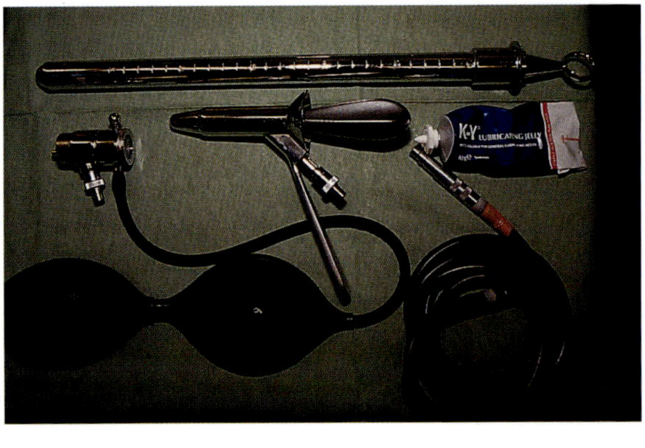

Abb. 176

Material für die Sigmoidoskopie/Proktoskopie.

[1] Atkin WS, Cuzick J, Northover JMA, Whynes DK: Prevention of colorectal cancer by once-only sigmoidoscopy. Lancet 1993; 341, 736–740.

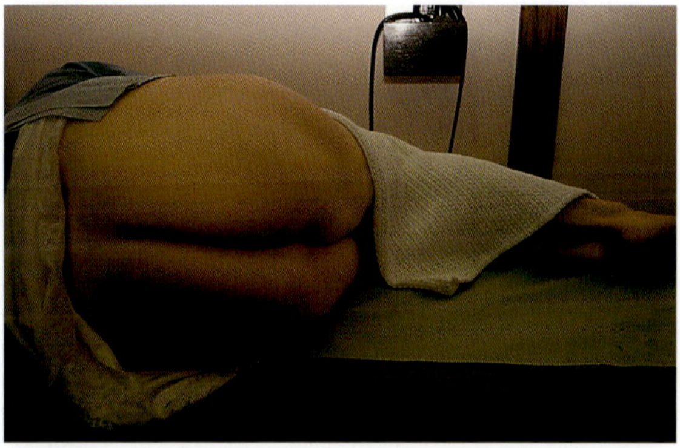

Abb. 177

Der Patient in Linksseitenlage.

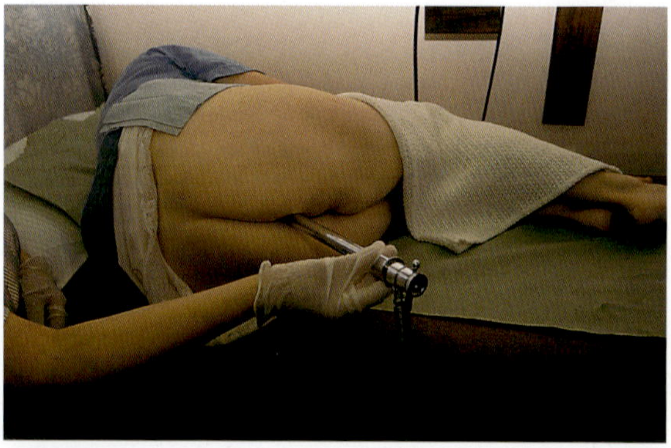

Abb. 178

Einführen des Sigmoidoskops etwa 3 cm weit in Richtung auf den Nabel zu.

1. Vergewissern Sie sich, daß das Tablett zur Sigmoidoskopie vollständig ist. Außer dem Sigmoidoskop sollte eine Biopsiezange, ein Gefäß mit Formalin und ein Gleitmittel bereit sein.
2. Lagern Sie den Patienten auf die linke Seite.
3. Bestreichen Sie das Ende des Sigmoidoskops mit dem Gleitmittel, und führen Sie es sanft in den Analkanal ein, wobei Sie auf die Nabelregion zielen. Nach 3–4 cm schwenken Sie das Sigmoidoskop so, daß die Spitze der Kreuzbeinkurve folgt. Entfernen Sie den Obturator, und schließen Sie die Lichtquelle an. Unter Luftinsufflation drängen Sie die Mukosa vom Ende des Sigmoidoskops ab und folgen dem Darmlumen. Zur Umgehung von Mukosafalten können einige Manöver erforderlich sein. Führen Sie das Sigmoidoskop so weit wie möglich ein, um die Darstellung eines möglichst großen Darmabschnitts zu erreichen. Die Überwindung des rekto-sigmoidalen Übergangs kann schwierig und schmerzhaft sein.
4. Jede gefundene Veränderung soll mit der Zange biopsiert, die Höhe registriert und das Präparat zur Histologie gesandt werden. Eine Veränderung sollte öfter als einmal biopsiert werden. Beobachten Sie den Stuhl oberhalb des Sigmoidoskops, um zu sehen, ob irgendein Anhalt für eine höhere Blutung vorhanden ist: Ist der Stuhl von normaler Farbe oder blutig untermischt? Achten Sie in gleicher Weise auf das Erscheinungsbild der Mukosa.

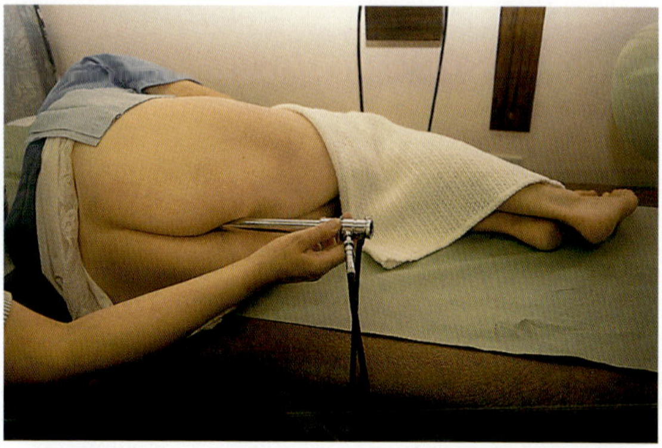

Abb. 179

Das Sigmoidoskop wird unter Sicht und Luftinsufflation so bewegt, daß seine Spitze beim Einschieben der Kreuzbeinhöhle folgt.

Die Komplikationen der Sigmoidoskopie umfassen Darmperforation – durch zarte Handhabung zu vermeiden (wenden Sie niemals Gewalt an) –, Blutung nach Biopsie und Schmerz. Der Vorgang ist gewöhnlich relativ schmerzfrei. Gelegentlich kann die Luftinsufflation Symptome eines Colon iritabile nachahmen.

Wenn die Sigmoidoskopie die Symptome des Patienten nicht genügend abklären kann, sollten weitergehende Untersuchungen angeordnet werden. Aber wenn Sie überhaupt im Zweifel über Ihre Ausrüstung und ihre Möglichkeiten in Bezug auf Sigmoidoskopie sind, überweisen Sie den Patienten in die Klinik.

Register

R

S

T

V

W

Z

Anzeigen